高等医学院校应用型人才培养实用教材

供临床医学、全科医学、麻醉学专业用

临床基本治疗与护理技术

主　审　赵小玉
主　编　黄　琼　陈小菊
副主编　何春渝　赵婉莉
编　者　张泽华　曾　兢　杨　翔　李孜孜
　　　　张丽梅　郭文琼　易　涛　沈　博
　　　　王媛媛　许贤丽　汤志梅　赖　莉
　　　　林　琳

西南交通大学出版社
·成　都·

图书在版编目（CIP）数据

临床基本治疗与护理技术 / 黄琼，陈小菊主编. —
成都：西南交通大学出版社，2015.2（2025.1 重印）
高等医学院校实用人才培养规划教材
ISBN 978-7-5643-3735-3

Ⅰ. ①临… Ⅱ. ①黄… ②陈…Ⅲ. ①治疗学 – 医学
院校 – 教材②护理学 – 医学院校 – 教材 Ⅳ. ①R45②R47

中国版本图书馆 CIP 数据核字（2015）第 028086 号

高等医学院校应用型人才培养实用教材

临床基本治疗与护理技术

主编 黄 琼 陈小菊

责 任 编 辑	姜锡伟
封 面 设 计	米迦设计工作室
出 版 发 行	西南交通大学出版社 （四川省成都市金牛区二环路北一段 111 号 西南交通大学创新大厦 21 楼）
发行部电话	028-87600564 028-87600533
邮 政 编 码	610031
网 址	http://www.xnjdcbs.com
印 刷	四川煤田地质制图印务有限责任公司
成 品 尺 寸	185 mm×260 mm
印 张	14.5
字 数	362 千
版 次	2015 年 2 月第 1 版
印 次	2025 年 1 月第 6 次
书 号	ISBN 978-7-5643-3735-3
定 价	39.80 元

课件咨询电话：028-87600533

在以素质教育为导向，以能力培养为宗旨的教学思想指导下，为加强临床医学专业学生实践能力、综合素质和创新思维的培养，构建具有专业特色又相对独立的实验课程体系，编制了本教材。

本书是根据临床医学、全科医学、麻醉学等专业培养目标和教学计划，参考普通高等教育国家级规划教材，在总结多年教学改革实践和教学经验的基础上编写而成的。教材内容体现了科学性、系统性。全书分八章：医院感染的预防与控制技术、药物疗法、静脉输液及输血、饮食与营养、患者排泄的管理、标本采集技术、危重患者的抢救技术、医疗文书。将传统针对临床医学学生的护理实验教学内容进行优化组合，全面阐述临床治疗中常用的方法和技能，培养医学学生的评估、分析与动手能力，强化操作的临床应用。

本书具有以下特色：一是构建了模块化并相互衔接的实验教学内容体系，内容新颖，及时将学科发展的新理念和新进展引入教材内容之中，涉及知识面广，有利于医学学生临床基本治疗与护理能力的培养。二是实现了护理操作与相关基本理论的密切结合，有利于在培养学生熟练掌握操作技能的同时，启迪学生理论联系实际，培养其临床思维和决策能力。三是加强了与课后练习的有机结合，强化了以学生为主体、教师为主导的教学理念，培养学生自主学习、研究性学习的能力。

本书内容简单明了，具有可操作性，适用于临床医学、全科医学、麻醉学等专业本科学生基本治疗与护理技术课程的教学，也可作为其他层次临床、护理专业学生和老师的参考书，同时还可作为广大医务人员学习、提高的参考书籍。

本教材在编写过程中参考和借鉴了有关著作和文献资料，在此向作者们致以诚挚的谢意！教材在编写过程中，得到了成都医学院护理学院领导的大力支持和护理界同仁的热忱鼓励与支持。在此，对所有关心、支持本书编写和出版的领导、同仁们表示衷心的感谢！

限于编者的能力和水平、编写时间仓促，书中难免存在一些不成熟和疏漏之处，恳请使用本教材的师生、读者和同人谅察并惠予指正。

编　者

2014 年 11 月

目　录

第一章

医院感染的预防与控制技术

　　医院环境中，人员密集，病原体种类繁多且耐药性强，由于患者存在不同程度的免疫功能下降或缺陷，增加了医院感染的机会。医院感染的发生制约了医疗护理质量的提升，影响着患者的安全。因此，医务人员应提高对医院感染的认识，掌握医院感染预防和控制的相关知识，严格遵循医院感染管理的制度和规范，正确执行预防和控制医院感染的各项技术。

第一节　无菌技术

　　无菌技术是预防医院感染的基本而重要的技术。对医护人员而言，掌握无菌技术的相关理论知识并正确运用无菌技术的相关规程对预防、控制感染十分重要，每个医护人员必须严格遵守，以保证患者安全。

一、相关概念

　　1. 无菌技术（aseptic technique）

　　无菌技术是指在执行医疗护理操作过程中防止无菌物品及无菌区域被污染，防止一切微生物侵入机体或传播给他人的操作技术和管理方法。

　　2. 无菌区（aseptic area）

　　无菌区是指经过灭菌处理后且未被污染的区域。

　　3. 非无菌区（non-aseptic area）

　　非无菌区是指未经过灭菌处理或虽经灭菌处理后又被污染的区域。

　　4. 无菌物品（aseptic supplies）

　　无菌物品是指经过物理或化学方法灭菌后保持无菌状态的物品。

　　5. 非无菌物品（non-aseptic supplies）

　　非无菌物品是指未经过灭菌处理或经灭菌处理后又被污染的物品。

二、无菌技术操作原则

1. 操作前准备

（1）环境准备：① 操作环境应整洁、宽敞、安全，定期消毒。② 操作台面清洁、干燥、平坦，物品布局合理。③ 操作前 30 min 须停止清扫工作或更换床单等，减少人员走动，避免尘埃飞扬。

（2）医护人员准备：① 着装符合无菌操作要求。② 工作人员进行无菌操作前戴好帽子、口罩，修剪指甲，洗手，必要时穿无菌衣、戴无菌手套。

2. 操作中保持无菌状态

（1）进行无菌操作时，首先明确无菌区、非无菌区，无菌物品和非无菌物品。无菌物品若已有污染或怀疑污染应立即更换或重新灭菌。

（2）取用无菌物品时应使用无菌持物钳或无菌镊子；无菌物品一经取出，即使未用，也不可放回无菌容器内；取放无菌物品时，操作者应面向无菌区并与无菌区保持一定距离，手臂应保持在腰部或治疗台面以上，不可跨越无菌区，手不可触及无菌物品；操作时不可面对无菌区谈笑、咳嗽、打喷嚏。

（3）一套无菌物品，只能供一位患者使用，以防交叉感染。

3. 无菌物品管理有序

（1）无菌物品不可暴露于空气中，必须存放在无菌包或无菌容器内。

（2）无菌包或无菌容器外需注明物品的名称、消毒灭菌日期；无菌物品必须与非无菌物品分别放置，并有明显标志。

（3）无菌物品应按失效期先后顺序摆放，必须在有效期内使用；无菌包在未污染的情况下，有效期一般为 7 d，若过期或包布受潮应重新灭菌处理。

（4）一次性无菌物品储存有效期应由医疗器械生产厂家提供，并遵循包装上标识的日期。如使用纺织品材料包装的无菌物品有效期宜为 14 d；医用一次性纸袋包装的无菌物品，有效期宜为 1 个月；使用一次性医用皱纹纸、一次性纸塑袋或硬质容器包装的无菌物品，有效期宜为 6 个月。

三、常用无菌技术

无菌技术基本操作方法包括使用无菌持物钳法，使用无菌容器法，使用无菌包法，铺无菌盘法，倒取无菌溶液法和戴、脱无菌手套法。

（一）无菌持物钳（镊）的使用

【目 的】

用以取放和传递无菌物品。

【操作前准备】

1．评 估

（1）操作区域或操作台是否符合要求。

（2）根据夹取物品种类选择合适的持物钳。

（3）无菌物品及无菌持物钳放置是否合理。

2．操作者准备

着装整洁、剪指甲、洗手、戴口罩。

3．环境准备

操作区域整洁、宽敞、安全，操作台清洁、干燥、平坦。

4．用物准备

（1）无菌持物钳。无菌持物钳（镊）的种类（图 1-1）：临床常用的无菌持物钳（镊）有卵圆钳、三叉钳和长、短镊子四种。①卵圆钳：不能持重物，用以夹取剪、钳、治疗碗及弯盘等。②三叉钳：用以夹取盆、瓶、罐等较大、较重的物品。③镊子：用以夹取棉球、棉签、针头、注射器、缝针等小物品，分长短两种。

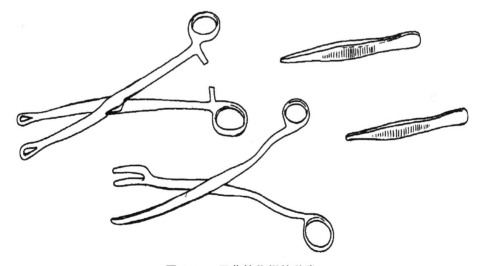

图 1-1 无菌持物钳的种类

（2）盛放无菌持物钳的容器。无菌持物钳需存放于无菌容器内，每个容器只放一把无菌持物钳，有干燥保存法和湿式保存法两种。①湿式保存法：将无菌持物钳浸泡于盛有器械消毒液的广口有盖的容器内，液面浸没轴节以上 2～3 cm 或持物镊长度的 1/2。每周消毒 1～2 次，同时更换消毒液。②干燥保存法：将盛有无菌持物钳的无菌干罐保存在无菌包内，使用前开包，4 h 更换一次。此外，也提倡使用一次性单个包装化的无菌持物钳和无菌镊。

【操作步骤】

步　骤	要点与说明
1. 查对　检查并核对名称、有效期、灭菌标识	● 在有效期内即可使用 ● 首次打开存放无菌持物钳容器需注明开启日期和时间，再次使用时应检查有效时间
2. 开盖　将存放无菌持物钳的容器盖打开	● 盖闭合时不可从盖孔中取、放无菌持物钳 ● 手不可触及容器口边缘及容器内壁
3. 取钳　手持无菌持物钳上 1/3 处，将钳移至容器中央，使钳端闭合，垂直取出，关闭容器盖	● 手指不可触及其浸泡部分 ● 取出持物钳时，持物钳下 2/3 部分不可触及容器口缘及液面以上的容器内壁，以免污染
4. 使用　保持钳端向下，在腰部以上范围内活动，不可倒转向上（图 1-2）	● 不可触及非无菌区 ● 防止消毒液倒流而污染钳端
5. 放钳　用后闭合钳端，打开容器盖，立即垂直放回容器内，关闭容器盖；浸泡时将轴节松开	● 避免接触容器口周围 ● 松开轴节，使轴节与消毒液充分接触
6. 钳取远处无菌物品时，应连同盛放容器一同搬移，就地取出使用	● 防止钳端在空气中暴露过久而被污染 ● 不能用于钳取油纱布，防止油脂粘于钳端形成保护膜，影响消毒灭菌溶液的渗透而降低灭菌效果 ● 不能用无菌持物钳换药或消毒皮肤，防止持物钳被污染
7. 无菌持物钳应定期消毒灭菌，同时应更换器械消毒液	● 使用过程中一经污染或可疑污染，不得再使用或放回容器内，应重新灭菌

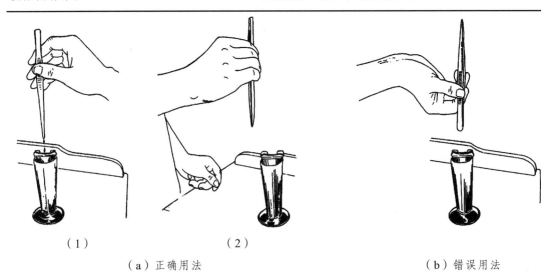

（1） （2）

（a）正确用法 （b）错误用法

图 1-2　无菌持物钳的使用

【操作后评价】

（1）操作者衣帽穿戴整齐，洗手，戴口罩。

（2）取放无菌持物钳时，未触及浸泡容器液面以上部位。

（3）使用时钳端保持向下，未被污染。

（二）无菌容器的使用

【目　的】

用于盛放无菌物品并使其保持无菌状态。

【操作前准备】

1. 评　估

（1）操作区域或操作台是否符合要求。

（2）无菌容器的种类及有效期。

（3）物品摆放是否合理。

2. 操作者准备

着装整洁、剪指甲、洗手、戴口罩。

3. 环境准备

操作区域整洁、宽敞、安全，操作台清洁、干燥、平坦。

4. 用物准备

（1）盛有无菌持物钳的无菌罐、盛放无菌物品的容器。

（2）常见的无菌容器有无菌盒、罐、盘等；无菌容器内盛灭菌器械、棉球、纱布等。

【操作步骤】

步　骤	要点与说明
1. 查对　检查并核对无菌容器名称、灭菌日期、有效期、灭菌标识	● 无菌持物钳在有效期内
2. 开盖　取物时，打开容器盖，平移离开容器，内面向上置于稳妥处或盖面向下拿在手中（图1-3）	● 防止跨越无菌区，防止容器盖盖口污染或灰尘落入容器盖内 ● 防止盖内面触及任何非无菌区 ● 开、关盖时，手勿触及盖的边缘及内面

步　骤	要点与说明
3. 取物　用无菌持物钳从无菌容器内夹取无菌物品	● 无菌物品一经取出，即使未被使用，也不得再放回无菌容器内 ● 无菌持物钳及物品不可触及容器边缘
4. 关盖　取物后，容器盖内面向下，移至容器口上，小心盖严	● 避免容器内无菌物品在空气中暴露过久
5. 手持容器　手持无菌容器（如治疗碗）时，应托住容器底部（图1-4）	● 第一次使用，记录开启日期、时间及签名，24 h 内有效

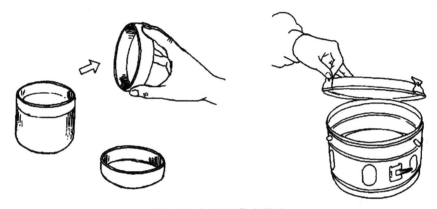

图 1-3　打开无菌容器盖

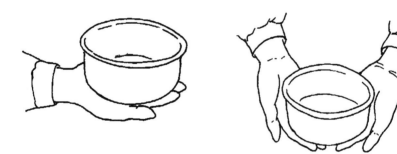

图 1-4　手持治疗碗

【操作后评价】

（1）操作者衣帽穿戴整齐，洗手，戴口罩。

（2）无菌物品、无菌容器、无菌持物钳未被污染。

（三）无菌包的使用

【目　的】

存放无菌物品，使包内无菌物品在规定的时间内保持无菌状态。

【操作前准备】

1．评　估

（1）操作区域或操作台是否符合要求。

（2）根据操作目的选择适宜的无菌包。

（3）物品摆放是否合理。

2．操作者准备

着装整洁、剪指甲、洗手、戴口罩。

3．环境准备

操作区域整洁、宽敞、安全，操作台清洁、干燥、平坦。

4．用物准备

（1）盛有无菌持物钳的无菌罐、盛放无菌包内物品的容器或区域。

（2）灭菌包：内放无菌治疗巾、敷料、器械等。

（3）无菌包包扎法：将需灭菌的物品置于包布中间，用包布一角盖住物品，左右两角先后盖上并将角尖向外翻折，盖上最后一角后以"十"字形扎妥，再用化学指示胶带贴妥（图1-5），包外注明物品名称、灭菌日期的标签。

（4）记录纸、笔。

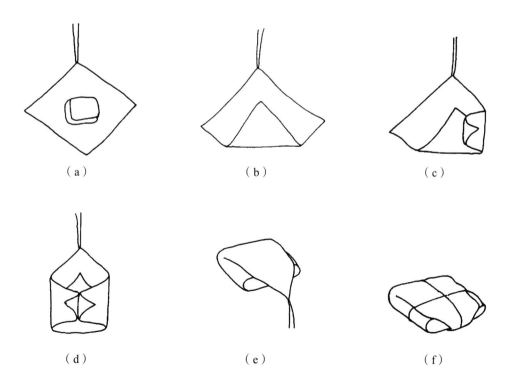

（a）　　　　　（b）　　　　　（c）

（d）　　　　　（e）　　　　　（f）

图 1-5　无菌包包扎法

【操作步骤】

步　骤	要点与说明
1. 查对　检查并核对无菌包名称、灭菌日期、有效期、灭菌标识,无潮湿或破损	● 同时查对无菌持物钳以确保在有效期内 ● 如不合要求不可使用
2. 根据包内物品取出量使用无菌包	
▲ 取出包内部分物品	
（1）放置:将无菌包平放在清洁、干燥、平坦的治疗台上,并解开系带	● 不可放在潮湿处,以免污染
（2）开包:将系带卷放于包布下,按原折叠顺序逐层打开无菌包	● 打开包布时手不可触及包布内面
（3）取物:用无菌钳夹取所需物品,放在准备好的无菌区内	● 不可跨越无菌区 ● 无菌物品一经取出,即使未被污染也不可放回无菌包内
（4）包扎:按原折痕包盖,系带横向扎好,并注明开包日期及时间	● 表示此包已开过,所剩物品 24 h 内可使用
▲ 取出包内全部物品	
（1）开包:将包托在手上,另一手打开包布四角并捏住,将包放在治疗台上,并解开系带	● 开包时,手不可触及包布内面及无菌物品
（2）放物:稳妥地将包内无菌物品放在备好的无菌区内（图 1-6）	● 投放时,手托住包布使无菌面朝向无菌区域
（3）整理:将包布折叠放妥	
3. 无菌包应定期消毒灭菌,有效期为 7～14 d	● 如包内物品超过有效期、被污染或包布受潮,则需重新灭菌

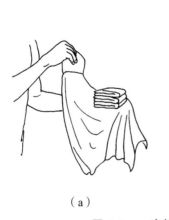 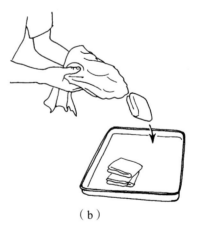

（a）　　　　　　　　　　（b）

图 1-6　一次性取出无菌包内物品

【操作后评价】

（1）操作者衣帽穿戴整齐，洗手，戴口罩。

（2）包扎无菌包方法正确，松紧适宜。

（3）开关无菌包时手未触及包布内面及无菌物品。

（4）开包日期及时间记录准确。

【知识链接】

无菌物品的小包化

为控制医院感染，确保医疗安全及减少不必要的资源浪费，医院正逐步推广使用小包装无菌物品。如对金属器械（镊子、剪刀、手术器械等）及消耗品（棉签、棉球、纱布等）采用独立小包装。小包装物品通常是由纸塑料包装灭菌，其密封性能良好，有效期限为6个月。临床可根据实际情况自由组配所需用物，既经济又方便，减少了灭菌次数，降低了器械、敷料的损耗，又可避免未使用完的无菌物品遭受污染，减少医院感染的发生。

资料来源：

[1] 张新红. 小包装无菌物品在临床工作中的应用与观察. 中华医院感染学杂志，2008，18（8）：1125.

[2] 钟爱玲. 手术室骨科手术器械及物品的管理. 护理学杂志，2008，23（2）：20-21.

（四）无菌盘的使用

无菌盘是将无菌治疗巾铺在洁净、干燥的治疗盘内，形成无菌区以供无菌操作用的盘。无菌包内无菌治疗巾的折叠有两种方法：①纵折法：治疗巾纵折两次，再横折两次，开口边向外（图1-7）；②横折法：治疗巾横折后再纵折，再重复一次（图1-8）。

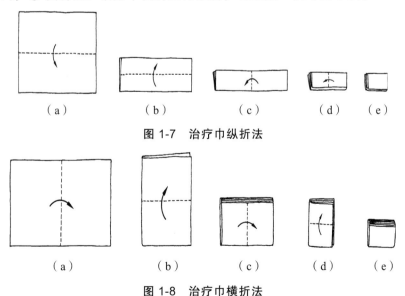

|（a）|（b）|（c）|（d）|（e）|

图1-7　治疗巾纵折法

|（a）|（b）|（c）|（d）|（e）|

图1-8　治疗巾横折法

【目 的】

将无菌治疗巾铺在清洁、干燥的治疗盘内，形成一无菌区域以放置无菌物品，供治疗、护理操作用。

【操作前准备】

1. 评 估

（1）操作环境、治疗盘是否清洁干燥。

（2）无菌包是否在有效期内。

2. 操作者准备

着装整洁、剪指甲、洗手、戴口罩。

3. 环境准备

操作区域整洁、宽敞、安全，操作台清洁、干燥、平坦。

4. 用物准备

（1）盛有无菌持物钳的无菌罐、盛放治疗巾的无菌包、无菌物品。

（2）治疗盘、记录纸及笔。

【操作步骤】

步 骤	要点与说明
1. 查对 检查无菌包名称、灭菌日期、有效期、灭菌标识，有无潮湿或破损	● 同时查对无菌持物钳、无菌物品以确保在有效期内
2. 取巾 打开无菌包，用无菌持物钳取一块治疗巾放在治疗盘内	● 如治疗巾未用完，按要求包好无菌包，并注明开包时间，限 24 h 内使用
3. 铺盘 ▲ 单层底铺盘法	● 治疗巾内面构成无菌区，不要跨越无菌区
（1）铺巾：双手捏住无菌巾一边外面两角，轻轻抖开，双折平铺于治疗盘上，将上层呈扇形折至对侧，开口向外（图 1-9）	● 手不可触及无菌巾内面 ● 铺无菌盘的区域应保持清洁干燥，避免无菌巾受潮湿污染
（2）放入无菌物品	
（3）覆盖：双手捏住扇形折叠层治疗巾外面，遮盖于物品上，对齐上下层边缘，将开口处向上翻折两次，两侧边缘分别向下折一次，露出治疗盘边缘	

步　骤	要点与说明
▲ 双层底铺盘法	
（1）铺巾：双手捏住无菌巾一边外面两角，轻轻抖开，从远到近，3折成双底层，上层呈扇形折叠，开口向外（图1-10）	● 手不可触及无菌巾内面
（2）放入无菌物品	
（3）覆盖：放入无菌物品，拉平扇形折叠层，盖于物品上，边缘对齐	● 保持物品无菌
（4）记录：注明铺盘日期及时间并签名	● 铺好的无菌盘4 h内有效

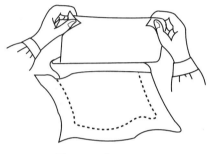

图 1-9　单层底铺盘法

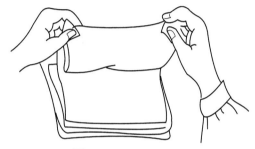

图 1-10　双层底铺盘法

【操作后评价】

（1）操作者衣帽穿戴整齐，洗手，戴口罩。

（2）无菌物品及无菌区域未被污染。

（3）无菌巾内物品放置有序，使用方便。

（4）准确记录铺盘时间。

（五）无菌溶液的取用

【目　的】

保持无菌溶液的无菌状态，供治疗、护理使用。

【操作前准备】

1. 评　估

（1）操作环境是否清洁、宽敞。

（2）检查无菌溶液的名称、剂量、有效期和用途。

2. 操作者准备

着装整洁、剪指甲、洗手、戴口罩。

3．环境准备

操作区域整洁、宽敞、安全，操作台清洁、干燥、平坦。

4．用物准备

（1）无菌溶液、启瓶器、弯盘、盛装无菌溶液的容器。

（2）治疗盘、棉签、消毒液、记录纸、笔等。

【操作步骤】

步　骤	要点与说明
1．清洁　取盛有无菌溶液的密封瓶，擦净瓶外灰尘	
2．查对　① 核对瓶签上的药名、剂量、浓度和有效期；② 检查瓶盖有无松动，瓶身有无裂缝，溶液有无沉淀、浑浊或变色	● 确定溶液正确，对光检查溶液质量可靠
3．开瓶　用启瓶器撬开瓶盖，用拇指与示指或双手拇指将瓶塞边缘向上翻起，一手示指和中指夹住瓶塞将其拉出[图 1-11（a）、（b）]	● 手不可触及瓶口及瓶塞内面，防止瓶塞被污染
4．倒液　手持溶液瓶，瓶签朝向掌心，倒出少量溶液冲洗瓶口，再由原处倒出溶液至无菌容器中[图 1-11（c）、（d）]	● 避免沾湿瓶签 ● 倒溶液时，勿使瓶口接触容器口周围 ● 不可将物品伸入无菌溶液瓶内蘸取溶液，已倒出的溶液不可再倒回瓶内
5．盖塞　倒好溶液后立即塞好瓶塞	● 必要时消毒后盖好，以防溶液污染
6．记录　在瓶签上注明开瓶日期及时间并签名，放回原处	● 已开启的溶液瓶内的溶液，可保存 24 h ● 余液只作清洁操作使用
7．处理　按要求整理用物并处理	● 取用一次性无菌溶液瓶的液体，查对后，可直接打开瓶盖，冲洗瓶口，倒取所需溶液；瓶内未取用完的溶液不宜保留

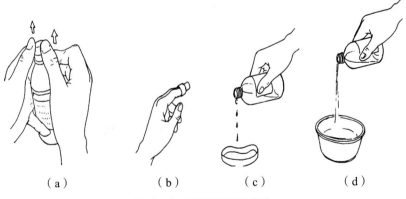

（a）　　　　（b）　　　　（c）　　　　（d）

图 1-11　倒取无菌溶液法

【操作后评价】

（1）操作者衣帽穿戴整齐，洗手，戴口罩。

（2）取出及剩余溶液均未被污染。

（3）倾倒溶液时，瓶签未浸湿，瓶口未污染，液体未溅到操作台面。

（六）无菌手套的使用

【目　的】

（1）在进行某些医疗护理操作时确保无菌效果。

（2）保护患者及医护人员，避免感染。

【操作前准备】

1. 评　估

（1）操作的目的、操作环境。

（2）无菌手套的型号和有效期。

2. 操作者准备

着装整洁、剪指甲、取下腕表、洗手、戴口罩。

3. 环境准备

操作区域整洁、宽敞、安全，操作台清洁、干燥、平坦。

4. 用物准备

无菌手套、弯盘。

【操作步骤】

步　骤	要点与说明
1. 查对　检查并核对无菌手套袋外的号码、灭菌日期，包装是否完整、干燥	● 选择大小合适的手套
2. 开袋　将手套袋平放于清洁、干燥的桌面上打开，取出滑石粉包，涂擦双手	● 不可面向无菌区涂抹滑石粉，以防粉末落于无菌区内
3. 取、戴手套 ▲ 分次取戴无菌手套法（图1-12） （1）一手掀开手套袋开口处，另一手捏住一只手套的反折部分（手套内面）取出手套，对准五指戴上	● 手不可触及手套外面（无菌面） ● 手套取出时，防止手套外面（无菌面）触及任何非无菌物品

步　骤	要点与说明
（2）未戴手套的手掀起另一只袋口，再用戴好手套的手指插入另一只手套的反折内面（手套外面），取出手套，同法戴好	● 两手套外面可互相碰触，已戴手套的手不可触及另一手套的内面（非无菌区） ● 戴好手套的手始终保持在腰部以上水平 ● 如手套破损或不慎污染，应立即更换
▲ 一次性取戴无菌手套法（图1-13） （1）两手同时掀开手套袋开口处，用一手拇指和示指分别捏住两只手套的反折部分，取出手套 （2）将两手套五指对准，先戴一只手，再以戴好手套的手指插入另一只手套的反折内面，同法戴好	● 操作要点同分次取戴法
4. 调整　调整手套与手指间的贴合度，双手对合交叉检查是否漏气，将手套的翻边扣套在工作衣袖外	● 手套外面不可触及任何非无菌物品 ● 不可强拉手套
5. 冲洗　用无菌生理盐水冲净手套上的滑石粉	● 滑石粉对人体有害
6. 脱手套　①用戴着手套的手捏住另一手套腕部外面，翻转脱下；②再将脱下手套的手伸入另一手套内，捏住内面边缘将手套向下翻转脱下	● 脱手套前洗净血渍、污渍 ● 勿使手套外面（污染面）接触皮肤
7. 处理　①将用过的手套弃置于黄色医用垃圾袋内；②洗净双手，脱口罩	

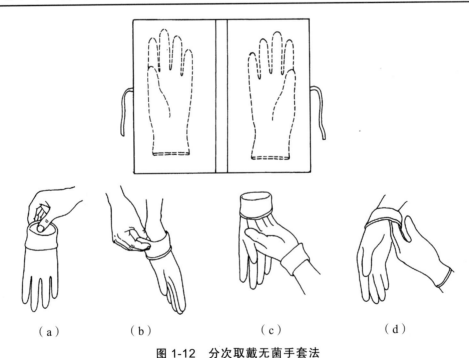

（a）　　　　　（b）　　　　　（c）　　　　　（d）

图 1-12　分次取戴无菌手套法

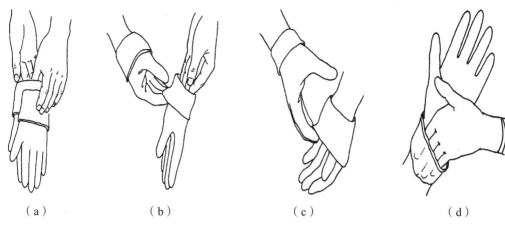

（a）　　　　　　（b）　　　　　　（c）　　　　　　（d）

图 1-13　一次性取戴无菌手套法

【操作后评价】

（1）操作者衣帽穿戴整齐，洗手，戴口罩。

（2）滑石粉未洒落于手套及无菌区内。

（3）操作始终保持在腰部或操作台面以上水平进行，手套未被污染；戴、脱手套时，未强行拉扯手套边缘。

（曾　兢）

第二节　隔离技术

隔离（isolation）将传染病患者和高度易感人群安置在指定的地点和特殊环境中，暂时避免和周围人群接触，对前者采取传染病源隔离，防止病原体向外传播；对后者执行保护性隔离，使其免受感染。

一、概　述

隔离是预防医院感染的重要措施之一，医院建筑设计应符合卫生学要求、布局合理、具备隔离预防的功能。在隔离工作中医务人员应自觉遵守隔离制度，严格遵循隔离原则，认真执行隔离技术，同时应加强隔离知识教育，使出入医院的所有人员理解隔离的意义并能主动配合隔离工作。

（一）隔离区域的划分及隔离要求

整个传染病区可分为清洁区、半污染区和污染区，应标记清楚，以便执行隔离技术。

1. 清洁区（cleaning area）

清洁区指不易受到患者血液、体液和病原微生物等物质污染及传染病患者不应进入的区域，包括配膳室、更衣室、库房、值班室等工作人员使用的场所。此外，还包括病区以外的地方，如食堂、药房、营养室等。

隔离要求：患者及患者接触过的物品不得进入清洁区；工作人员接触患者后需刷手、脱去隔离衣及鞋后方可进入清洁区。

2. 半污染区（potentially contaminated area）

半污染区也称潜在污染区，指有可能被病原微生物污染的区域，如医务人员的办公室、治疗室、内走廊、检验室、消毒室等。

隔离要求：患者或穿了隔离衣的工作人员通过走廊时，不得接触墙壁、家具等物体；各类检验标本应放置于规定的存放盘和架上，检验完毕的标本及容器等必须严格按要求分别处理。

3. 污染区（contaminated area）

污染区指传染病患者和疑似传染病患者直接或间接接触，被病原微生物污染的区域，如病室、患者洗手间、污物处理间、外走廊等。

隔离要求：污染区的物品未经消毒处理或隔离封存，不得带到他处；工作人员进入污染区必须按要求进行防护（穿隔离衣等），离开前按隔离技术解除防护，并消毒双手。

（二）传染病区隔离单位的设置

（1）传染病区与普通病区应分开，远离食堂、水源和其他公共场所，相邻病区楼房相隔大约 30 m，侧面防护距离为 10 m，以防止空气对流传播。

（2）病区应设有工作人员与患者各自的出入口、楼道或进出门，病区内配置必要的卫生、消毒设备。

（3）病区由隔离室和其他辅助房间构成。设置隔离的目的是将感染源与易感宿主从空间上分开，减少通过任何途径传播的机会。有单人隔离室和同室隔离两种。① 单人隔离单位：每个患者应有独立的环境与用具，与其他患者及不同病种患者之间进行隔离。② 病室隔离单位：同一病种患者安排在同一病室内，但病原体不同者应分室收治。凡未确诊或发生混合感染及有强烈传染性疾病的重、危患者，应安排单间隔离室。

二、隔离原则

（一）一般消毒隔离

（1）病床和病室门前悬挂隔离标志，门口放以消毒液浸湿的脚垫，门外设立隔离衣悬挂架（柜或壁橱），备消毒手的设施（消毒水、清水各一盆及手刷、毛巾）及避污纸。

（2）工作人员进入隔离室要按规定戴工作帽、口罩，穿隔离衣等，并且只能在规定范围内活动。一切操作要严格遵守隔离规程，接触患者或污染物品后必须消毒双手。

（3）穿隔离衣前，必须备齐所需的物品，不宜消毒的物品，可用纸或布保护免被污染，各种护理操作按计划集中执行，以减少穿脱隔离衣的次数和消毒、洗手的频率。

（4）凡患者接触过的物品经消毒后方可给他人使用；患者的衣物、信件、钱币等经熏蒸消毒后才能带出病室；患者的排泄物、分泌物、呕吐物须经消毒处理后方可排放；需送出病区处理的物品，置污物袋内，袋外应有明显标记。

（5）病室每日进行空气消毒，可用紫外线照射或消毒液喷雾；每日晨间护理后，用消毒液擦拭床及床旁桌椅。

（6）严格执行陪伴和探视制度。必须陪护和探视时，应向患者及家属宣传，解释有关知识，使其能遵守隔离制度与要求。

（7）加强心理护理，尽量解除患者因隔离而产生的恐惧、孤独、自卑等心理反应。在严密隔离的同时，对患者热情、关心，解释隔离的必要性，以取得其信任及配合。

（8）解除隔离需在感染性分泌物三次培养结果均为阴性或已度过隔离期，由医生开出医嘱后，即可解除隔离。

（二）终末消毒处理

终末消毒处理（terminal disinfection）是指对出院、转科或死亡的患者及其所住的病室、用物、医疗器械等进行的消毒处理。

1. 患者的终末处理

患者出院或转科前应沐浴、换上清洁的衣服，个人用物经消毒处理后一并带出。如患者死亡，尸体须用消毒液擦拭，并用浸透消毒液的棉球塞住口、鼻、耳、阴道、肛门或瘘管，更换伤口敷料，并用一次性尸单包裹尸体，送至太平间。

2. 患者单位的终末处理

① 被服类：先消毒处理后再清洗。② 物品：患者用过的物品分类消毒处理（表 1-1）。③ 病室：消毒时关闭病室门窗，打开床边桌，摊开被褥，竖起床垫，用消毒液熏蒸消毒或用紫外线照射消毒等。消毒毕，打开门窗通风。

表 1-1　传染病污染物品消毒法

类　　别	消毒方法
病室房间	消毒剂熏蒸，喷雾消毒
病室地面、墙、壁、家具	消毒剂喷雾，擦拭消毒
医疗用金属、玻璃类物品	消毒剂浸泡，煮沸及压力蒸汽消毒灭菌
血压计、听诊器、手电筒	甲醛熏蒸，环氧乙烷气体消毒，擦拭消毒
体温计	1%过氧乙酸浸泡 30 min，连续两次
餐具、茶具、药杯	消毒剂浸泡，煮沸，微波消毒
信件、书报、票据	甲醛熏蒸，环氧乙烷气体消毒
布类、衣服	煮沸，消毒剂浸泡，压力蒸汽消毒灭菌
枕芯、被褥、毛纺织品	日光暴晒 6 h 以上，环氧乙烷气体消毒

续表 1-1

类　　别	消毒方法
排泄物、分泌物	排泄物用含氯石灰消毒，痰盛盒内焚烧
便盆、痰盂、痰具	含氯石灰溶液、过氧乙酸溶液浸泡
剩余食物	煮沸 30 min 后倒掉
垃圾	焚烧

三、隔离预防系统

随着传染病流行病学的发展，人们对不断出现的传染病及其流行病学特征有了重新的认识。1996 年，美国疾病预防控制中心（Center for Disease Control and Prevention，CDC）和医院感染控制顾问委员会（Healthcare Infection Control Practices Advisory Committee，HICPAC）对原有分类隔离系统进行了修订，推出"标准预防"和"基于疾病传播途径的预防"的隔离系统。我国卫生部在 2000 年《医院感染管理规范（试行）》中首次提出并解释了标准预防的概念及基本特点；2009 年，卫生部颁布《医院隔离技术规范》，再次明确提出隔离的实施应遵循"标准预防"和"基于疾病传播途径的预防"的原则。

（一）标准预防

标准预防（standard precaution）是基于患者的血液、体液、分泌物（不包括汗液）、非完整皮肤和黏膜均可能含有感染性因子的原则，针对医院所有患者和医务人员采取的预防感染措施。包括手卫生，根据预期可能的暴露选用手套、隔离衣、口罩、护目镜或防护面罩，以及安全注射；也包括穿戴合适的防护用品和处理患者环境中污染的物品及医疗器械。

标准预防的基本特点是强调双向防护，既要防止疾病从患者传到医务人员，又要防止疾病从医务人员传给患者。其主要措施包括：

1. 洗　手

接触患者的血液、体液、分泌物、排泄物及其污染物品后，无论是否戴手套，都应严格地洗手。遇有下述情况必须立即洗手：① 摘除手套后；② 接触两患者之间；③ 可能污染环境或传染其他患者时。

2. 戴手套

接触或可能接触到患者的血液、体液、分泌物、排泄物以及破损的皮肤、黏膜时应戴手套。

3. 穿戴口罩、眼罩、隔离衣

衣服或面部可能会受到患者的血液或其他体液喷溅时，应当穿隔离衣，戴护目镜、口罩，必要时戴面罩。

4．适当处理污物

被污染的医疗用品、仪器设备应及时按要求进行消毒或灭菌处理，以防止其暴露及污染其他患者；重复使用的医疗仪器设备在用于下一患者前应进行清洁和适当的消毒灭菌。

5．环境清洁

在进行各项无菌操作前，清洁环境表面，包括患者病床及床旁仪器的消毒，严格遵守各项操作规程。

6．妥善处理锐器

不得将使用后的一次性针头重新套上针头套，禁止用手直接接触使用后的针头、刀片；必须将使用后的锐器放入耐刺、防渗透的锐器盒内。

7．以器械替代口对口人工呼吸

需要使用口对口人工呼吸的区域内应备有可代替口对口复苏的设备，如简易呼吸皮囊或其他通气装置。

（二）基于疾病传播途径的额外预防

基于疾病传播途径的额外预防（precaution based on modes of transmission），又称额外预防（additional precaution），是指对已确诊或疑似的感染患者或有重要流行病学意义的病原体，在标准预防的基础上增加的基于传播方式（空气、飞沫、接触传播）的隔离预防。当一种疾病可能有多种传播途径时，应在标准预防的基础上，联合采取多种传播途径的隔离与预防。其主要的隔离措施包括：

1．接触传播的隔离与预防

对诊断或怀疑由接触传播的疾病的患者，如肠道传染、多重耐药菌感染、皮肤感染等，在标准预防的基础上，还应采用接触传播的隔离与预防。其主要的隔离措施包括：

（1）患者的隔离。

① 安置单间病室。无条件时，同一病原体感染患者可同居一室。

② 限制患者的活动范围。

③ 减少不必要的转运。如需要转运时，应采取有效措施，减少对其他患者、医务人员和环境表面的污染。

（2）医务人员的防护。

① 接触隔离患者的血液、体液、分泌物、排泄物等物质时，应戴手套；手上有伤口时应戴双层手套。离开隔离病室前、接触污染物品后应摘除手套、洗手和（或）手消毒。

② 进入隔离室，进行可能污染工作服的操作时，应穿隔离衣；离开病室前，脱下隔离衣。接触甲类传染病时应按要求穿脱防护服。

2．空气传播的隔离与预防

对诊断或怀疑由空气传播的疾病的患者，如肺结核、水痘、麻疹等，在标准预防的基础上，还应采用空气传播的隔离与预防。其主要的隔离措施包括：

（1）患者的隔离。

① 安置单间病室。无条件时，同一病原体感染患者可同居一室。

② 负压通风，空气严格消毒。

③ 患者病情允许时，应戴外科口罩，并限制活动范围。

（2）医务人员的防护。

① 应严格按照区域流程，在不同的区域，穿戴不同的防护用品，离开时按要求摘脱。

② 进入隔离室时，应戴帽子、医用防护口罩；进行可能产生喷溅的诊疗操作时，应戴护目镜或防护面罩，穿防护服；当接触患者及其血液、体液、分泌物、排泄物等物质时，应戴手套。

3．飞沫传播的隔离与预防

对诊断或怀疑由飞沫传播的疾病的患者，如百日咳、白喉、流行性感冒、病毒性腮腺炎、脑膜炎等，在标准预防的基础上，还应用飞沫传播的隔离与预防。其主要的隔离措施包括：

（1）患者的隔离。

① 安置单间病室。无条件时，同一病原体感染患者可同居一室。

② 减少转运。当需要转运时，医务人员注意防护。

③ 患者病情允许时，应戴外科口罩，限制患者的活动范围。

④ 患者之间、患者与探视者之间相隔距离在 1 m 以上，探视者应戴外科口罩。

⑤ 加强通风或进行空气的消毒。

（2）医务人员的防护。

① 应严格按照区域流程，在不同的区域，穿戴不同的防护用品，离开时按要求摘脱。

② 与患者近距离（1 m 以内）接触，应戴帽子、医用防护口罩；进行可能产生喷溅的诊疗操作时，应戴护目镜或防护面罩，穿防护服；当接触患者及其血液、体液、分泌物、排泄物等物质时，应戴手套。

【知识链接】

最新法定传染病分类

《中华人民共和国传染病防治法》将我国发病率高、危害严重的 39 种传染病按传播途径、速度和危害程度分为三类，实行分类管理。

（1）甲类传染病（强制管理传染病）2 种　鼠疫、霍乱。

（2）乙类传染病（严格管理传染病）26 种　传染性非典型性肺炎、人感染高致病性禽流感、病毒性肝炎、细菌性和阿米巴痢疾、伤寒和副伤寒、艾滋病、淋病、梅毒、脊髓灰质炎、麻疹、百日咳、白喉、新生儿破伤风、流行性脑脊髓膜炎、猩红热、流行性出血热、狂犬病、钩端螺旋体病、布鲁菌病、炭疽、流行性乙型脑炎、肺结核、血吸虫病、疟疾、登革热、甲型 H1N1 流感。

（3）丙类传染病（监测管理传染病）11 种　流行性和地方性斑疹伤寒、黑热病、丝虫病、棘球蚴病、麻风病、流行性感冒、流行性腮腺炎、风疹、急性出血性结膜炎以及除霍乱、痢疾、伤寒和副伤寒以外的感染性腹泻病、手足口病。

资料来源：卫生部疾病预防控制局：http://www.moh.gov.cn

四、隔离技术基本操作方法

（一）帽子、口罩的使用

【目　的】

使用帽子、口罩是为了保护患者和医务人员，避免交叉感染。口罩可以防止飞沫污染无菌物品或清洁物品；帽子可以防止医务人员头发散落、头屑飘落或被污染。

【操作前准备】

1. 评　估

（1）患者患病种类，手的污染程度。

（2）患者及家属对隔离要求的理解程度。

2. 操作者准备

着装整洁，剪指甲、洗手。

3. 环境准备

操作区域清洁、宽敞。

4. 用物准备

根据需要备合适的口罩、帽子。

【操作步骤】

步　骤	要点与说明
1. 戴工作帽　以干净的手取出合适、清洁的帽子戴上，遮住全部头发	● 使用时应遮住全部头发，口罩应遮住口鼻，不可用已污染的手接触口罩
2. 摘戴口罩法	
（1）取戴口罩：以干净的手取出清洁的口罩，使口罩罩住口鼻，将上下两端的四条带子分别系于头后及颈后，松紧合适，口罩下端应遮住下颌（图 1-14）	● 戴上口罩后，不可用污染的手触摸口罩 ● 口罩有潮湿或污染应立即更换 ● 每次接触严密隔离患者立即更换口罩
（2）摘下保存：口罩使用完毕，以清洁手及时	● 使用一次性口罩不超过 4 h，纱布口罩使用

步　骤	要点与说明
取下并将污染面向内折叠，放入胸前小口袋或保存好	2~4 h 应更换。一次性口罩及帽子用毕，将其放入医用污物袋内，以便处理
3. 处理　离开污染区前将口罩、帽子放入特定污物袋内，以便集中处理	

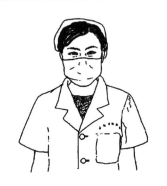

（a）正确戴法

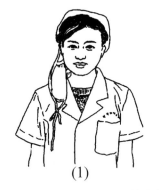

（1）　　　　　　　　　（2）

（b）错误戴法

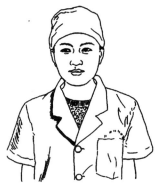

（c）戴圆帽

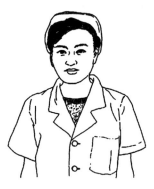

（d）戴燕帽

图 1-14　帽子、口罩的使用

【操作后评价】

（1）戴、脱帽子和口罩方法正确。

（2）保持口罩和帽子的清洁、干燥，并及时更换。

（3）口罩没有戴时未悬挂于胸前。

（二）护目镜、防护面罩的使用

护目镜能防止患者的血液、体液等具有感染性的物质溅入人体眼部；防护面罩能防止患者的血液、体液等具有感染性的物质溅入人体面部。医疗活动在下列情况下应使用护目镜或防护面罩：①在进行诊疗、护理操作，可能发生患者血液、体液、分泌物等喷溅时；②近距离接触经飞沫传播的传染病患者时；③ 为呼吸道传染病患者进行气管切开、气管插管等操作，可能发生患者血液、体液、分泌物喷溅时，应使用全面型防护面罩。

注意事项：① 戴护目镜或防护面罩前应检查有无破损，佩戴装置有无松脱；② 使用弹性佩戴法，视野宽阔，透亮度好，有较好的防溅功能；③ 摘下护目镜或防护面罩时应捏住靠头或耳朵的一边，放入医疗垃圾袋内，如需重复使用，放入回收容器内，以便清洁、消毒。

（三）洗手与手的消毒

医务人员的手经常直接或间接接触患者或污染物，极易引起交叉感染，所以洗手与手消毒是防止医院感染的重要措施之一。在进行各种诊疗活动前后、诊疗过程中以及外科手术前后，医护人员都需要洗手和手的消毒。

1. 基本概念

（1）手卫生（hand hygiene）　是医务人员洗手、卫生手消毒和外科手消毒的总称。

（2）洗手（hand washing）　是用肥皂（皂液）和流动水洗手，去除手部皮肤污垢、碎屑和部分致病菌的过程。

（3）卫生手消毒（antiseptic handrubbing）　是用速干手消毒剂揉搓双手，以减少手部暂居菌的过程。

（4）外科手消毒（surgical hand antisepsis）　是用肥皂（皂液）和流动水洗手，再用手消毒剂清除或者杀灭手部暂居菌和减少常居菌的过程。

2. 洗手指征

（1）直接接触每个患者前后，从同一患者身体的污染部位移动到清洁部位时。

（2）接触患者黏膜、破损皮肤或伤口前后，接触患者的血液、体液、分泌物、排泄物、伤口敷料等之后。

（3）穿脱隔离衣前后，摘手套后。

（4）进行无菌操作、接触清洁、无菌物品之前。

（5）接触患者周围环境及物品后。

（6）处理药物或配餐前。

（7）直接为传染病患者进行检查、治疗与护理或处理传染病患者污物之后。

（8）外科手术前后。

3. 常用手消毒剂

有①乙醇、异丙醇、氯己定、碘伏等；②速干手消毒剂（含有醇类和护肤成分的手消毒剂）；③免冲洗手消毒剂（消毒后不需用水冲洗的手消毒剂）。

4. 洗手技术

有效的洗手可清除手上 99% 以上的各种暂居菌，能有效地阻断经医务人员操作所导致的感染，是防止医院感染发生的关键环节，也是防止传播最重要的措施之一。

【目　的】

去除手上的污垢及沾染的致病菌，避免污染无菌物品或清洁物品，防止感染和交叉感染。

【操作前准备】

1. 评　估

（1）患者病情种类，手的污染程度。

（2）患者及家属对隔离要求的理解程度。

2. 护士准备

着装整洁，取下手表及手上饰物，卷袖过肘，剪指甲，洗手，取下手表。

3. 环境准备

操作环境清洁、宽敞。

4. 用物准备

流动洗手池设备（无此设备的可备消毒液、清水各一盆）、消毒刷、洗手液、干手器或纸巾、消毒小毛巾。

【操作步骤】

步　骤	要点与说明
▲ 卫生洗手法	
1. 准备　打开水龙头，调节合适水流和水温	● 水龙头最好是感应式或脚踏控制开关
2. 湿手　在流动水下，湿润双手	● 水流不可太大以防溅湿工作服
3. 涂剂　取适量洗手液于手掌表面	
4. 洗手　按顺序揉搓（6步）：① 掌心相对，手指并拢相互揉搓；② 手心对手背沿指缝相互揉搓，双手交换进行；③ 掌心相对，双手交叉指缝相互揉搓；④ 弯曲手指使关节在另一手掌心旋转揉搓，交换进行；⑤ 右手握住左手大拇指旋转揉搓，交换进行；⑥ 将五个手指尖并拢放在另一手掌心旋转揉搓，交换进行（图1-15）	● 揉搓时间不少于10～15 s ● 某些文献资料介绍了七步洗手法，即在六步的基础上增加了第七步：揉搓手腕、手臂，双手交换进行
5. 冲洗　打开水龙头，用水彻底冲净双手	● 流动水可避免污水沾污双手，冲净双手时注意指尖向下
6. 干手　用纸巾、干手器或干净毛巾擦干双手，必要时取护手液护肤	● 干手巾应保持清洁干燥，一用一消毒
▲ 刷手法	● 适用于有洗手池设备

步　骤	要点与说明
1. 湿润　卷袖至腕关节上 10 cm 以上，打开水龙头，调节合适水流及水温，流水浸湿双手，关闭水龙头	
2. 刷手　用手刷蘸洗手液，按前臂、腕部、手背、手掌、手指、指缝、指甲顺序刷洗，范围应超过被污染部位，每只手刷 30 s，用流动水冲净，换刷后同法刷另一只手	● 用流动水冲洗时，让流水自前臂向指尖冲洗 ● 刷洗时，身体勿靠近水池，以免污染水池或水溅到身上
3. 冲洗　流水冲洗时，腕部应低于肘部，使污水流向指尖；如为脚踏或感应开关，则冲水后立即关闭水龙头	● 避免双手再接触水龙头 ● 避免工作服被溅湿
4. 擦手　用干手器或消毒巾将手擦干，若为小毛巾则一次一换	
▲ 涂擦消毒法	
1. 消毒手　用消毒液涂擦双手，方法为：手掌对手掌、手背对手背、指尖对手掌、两手指缝相互对搓，每一步骤来回 3 次，涂擦 2 min	● 消毒剂要求无刺激性，作用速度快，不引起过敏反应 ● 注意将指尖、指缝、指关节、拇指等处清洗干净
2. 待干　双手自然晾干	
▲ 浸泡消毒法	
1. 浸泡　将双手完全浸泡在消毒液面以下，用手刷刷洗 2 min	● 消毒液要完全浸没肘部以下
2. 冲净　根据需要用清水或无菌水冲洗干净	
3. 待干　自然晾干、用纸巾或用无菌擦手巾擦干	

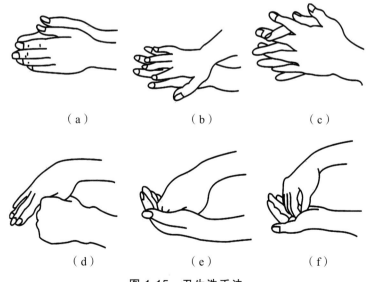

（a）　　　　　（b）　　　　　（c）

（d）　　　　　（e）　　　　　（f）

图 1-15　卫生洗手法

【操作后评价】

（1）手的清洗和消毒方法正确，冲洗彻底。

（2）保持工作服和周围环境不被污湿。

（四）穿、脱隔离衣

隔离衣分成一次性隔离衣和布制隔离衣，一次性隔离衣通常用无纺布制成，由帽子、上衣和裤子组成，可分为连身式、分身式两种。隔离衣应保持干燥、清洁、无尘、无霉斑、无裂孔、无破洞等。

【目　的】

保护医务人员避免受到血液、体液和其他感染性物质的污染，或用于保护患者避免交叉感染。

【操作前准备】

1. 评　估

（1）患者病情、治疗和护理情况。

（2）采取隔离种类、隔离措施。

（3）患者和家属对所患疾病有关的防治知识、消毒隔离知识的理解程度。

2. 操作者准备

着装整洁，取下手表、修剪指甲，卷袖过肘，洗手，戴口罩。

3. 环境准备

操作区域清洁、宽敞。

4. 用物准备

隔离衣一件、挂衣架、手消毒用物。

【操作步骤】

步　骤	要点与说明
▲ 穿隔离衣（图1-16）	● 应准备好操作中所需物品，以减少穿脱隔离衣的次数
1. 取衣　查对隔离衣，手持衣领取下隔离衣，将清洁面朝自己，污染面向外，衣领两端向外折齐，对齐肩缝，露出肩袖内口	● 隔离衣应后开口，能遮住衣服和外露皮肤 ● 隔离衣完好，大小长短适合，确定清洁与污染面 ● 衣领及隔离衣内面为清洁面

步　骤	要点与说明
2. 穿袖　①一手持衣领，另一手伸入一侧袖内，衣领的手向上拉衣领，将衣袖穿好；②换手持衣领，依上法穿好另一袖	● 衣袖勿触及面部
3. 系领　两手持衣领，由领子中央顺着边缘由前向后系好衣领	● 系衣领时袖口不可触及衣领、面部及帽子
4. 系袖口　扎好袖口或扎好袖带，松腰带活结	● 此时手已被污染
5. 系腰带　①将隔离衣一边约在腰下 5 cm 处逐渐向前拉，见到衣边则捏住；②同法捏住另一侧衣边缘；③双手在背后将衣边缘对齐，向一侧折叠；④一手按住折叠处，另一手将腰带拉至背后折叠处，将腰带在背后交叉，回到前面打一活结系好	● 隔离衣在身后对折时，应遮盖背面的工作服，且边缘对齐 ● 手不可触及隔离衣的内面（清洁面） ● 穿隔离衣后，双臂保持在腰部以上，视线范围内；不得进入清洁区
▲ 脱隔离衣（图 1-17）	● 明确脱隔离衣的区域
1. 解腰带　解开腰带，在前面打一活结	● 避免腰带垂落，遭受污染
2. 解袖口　解开两袖口，将衣袖轻轻上拉，在肘部将部分衣袖塞入工作服袖内，充分暴露双手	● 避免袖口污染隔离衣的清洁面 ● 不可使衣袖外侧塞入袖内
3. 消毒双手	● 此时消毒后的手为清洁 ● 不可沾湿隔离衣
4. 解衣领　解开领带或领扣	● 保持衣领清洁，污染的袖口不可触及衣领、面部和帽子
5. 脱衣袖　①一手伸入另一侧袖口内，拉下衣袖过手（遮住手）；②用衣袖遮盖的手在外面握住另一衣袖的外面并拉下袖子；③两手在袖内使袖子对齐，双臂逐渐退出	● 衣袖不可污染手及手臂 ● 双手不可触及隔离衣外面
6. 挂衣钩　①双手持领，将隔离衣两边对齐，挂在衣钩上；②不再穿的隔离衣，脱下后清洁面向外；③卷好投入污物袋中或回收袋内	● 隔离衣应挂在半污染区，清洁面向外；挂在污染区，则清洁面向内 ● 隔离衣每日更换，如有潮湿或污染，应立即更换；一次性隔离衣一次性使用

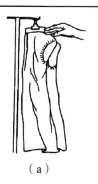 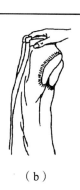 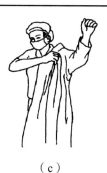 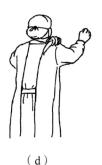

（a）　　　　　（b）　　　　　（c）　　　　　（d）

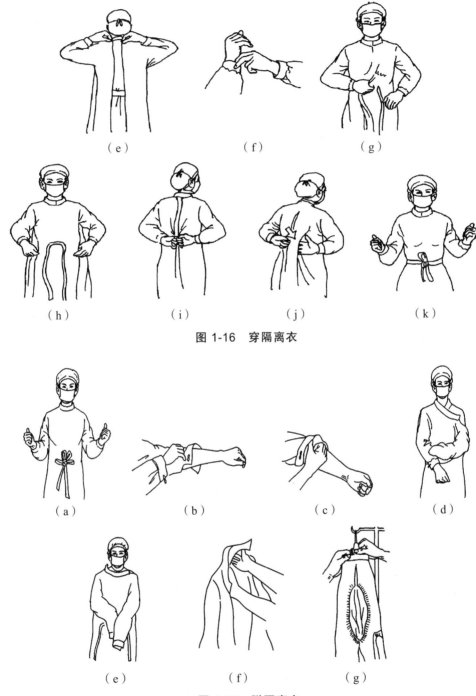

图 1-16　穿隔离衣

图 1-17　脱隔离衣

【操作后评价】

（1）穿脱隔离衣方法正确，符合要求。

（2）隔离观念强，操作者、环境、物品无污染。

（3）隔离衣清洁面及清洁物品未被污染，隔离衣未被溅湿。

【思考题】

一、名称解释

1. 无菌技术

2. 无菌物品

3. 隔　离

4. 半污染区

二、单项选择题

1. 无菌持物钳的正确使用方法是（　　　）。

　　A. 可以夹取任何无菌物品

　　B. 到远处夹取物品应速去速回

　　C. 取放持物钳时不可触及容器壁

　　D. 注射室无菌持物钳应每周消毒 1 次

　　E. 始终保持钳端向上，不可跨越无菌区

2. 防止交叉感染最适宜的方法为（　　　）。

　　A. 衣帽整洁，仪表端庄大方

　　B. 执行无菌操作时，环境要清洁

　　C. 无菌物与非无菌物要分别放置

　　D. 取无菌物时必须用无菌持物钳

　　E. 一份无菌物品，只供一个患者使用

3. 护士王某，在执行 PICC 过程中发现手套破损，应该（　　　）。

　　A. 加戴一副手套　　　　　　B. 立即更换手套

　　C. 用胶布粘贴破损处　　　　D. 用无菌纱布覆盖破损处

　　E. 用消毒液消毒破损处

4. 为传染病患者实施护理操作时，（　　　）。

　　A. 穿好隔离衣后，可随意活动

　　B. 穿好隔离衣后，可到治疗室取物

　　C. 护理操作前用物备齐，减少穿脱隔离衣和手的消毒

　　D. 穿好隔离衣后仅用避污纸接触患者，脱衣后可不洗手

　　E. 穿好隔离衣后尚未接触患者，允许手抚摸口罩及脸部

三、问答题

1. 简述无菌技术操作中应遵循的原则。

2. 患者李某，男，29 岁，因高热、咳嗽来院急诊，疑似"禽流感"，如果你是接诊护士，你将采取何种防护措施，以保证其他患者及自身的安全？

（赵小玉）

第二章

药物疗法

药物在预防、诊断和治疗过程中起着重要作用，是临床最常用的一种治疗方法。为了安全、合理、准确、有效地给药，医务人员必须了解相关的药理知识，掌握正确的给药方法和相关的操作技术，并正确评估患者用药后的疗效和反应，使药物治疗达到最佳效果。

第一节　注射给药技术

注射给药（administering injection）是将无菌药物或生物制剂注入体内的方法，以达到协助诊断、预防和治疗疾病的目的。注射给药的优点是药物吸收快，吸收的量较准确，血药浓度迅速升高，能较快地发挥疗效，适用于需要药物迅速发生作用而由于各种原因不宜口服给药的患者。注射给药的缺点是可造成一定程度的组织损伤，引起疼痛及潜在并发症的发生；由于药物吸收快，某些药物的不良反应迅速出现，处理比较困难。因此，医护人员应掌握注射给药的知识及操作技术，在正确给药的同时尽可能减轻患者因注射引起的不适。

一、注射原则

注射原则（principles of injection）是注射给药的总则，必须严格遵守。

（一）严格遵守无菌操作原则

（1）注射环境清洁安静，符合无菌操作要求。

（2）操作者注射前必须洗手、剪指甲、戴口罩，衣帽整洁；注射后再次洗手。

（3）注射部位皮肤消毒符合要求。常用的消毒方法为：用棉签蘸取 2%碘酊，以注射点为中心向外螺旋式旋转涂擦，直径大于 5 cm；待干后，用 75%乙醇以同样的方法脱碘，范围应大于碘酊消毒面积，待乙醇挥发后方可注射。如使用 0.5%碘伏或安尔碘，则以同样方法涂擦消毒两遍，无须脱碘。

（二）严格执行查对制度

（1）严格执行"三查七对"（三查：操作前、操作中、操作后；七对：床号、姓名、药名、浓度、剂量、方法、时间）制度，确保药物准确无误给予患者。

（2）仔细检查药物质量，如发现药液浑浊、沉淀、变色、变质、过期或安瓿（瓶）有裂痕等现象，不可使用。

（3）需要同时注射多种药物，应查对药物有无配伍禁忌。

（三）选择合适的注射器和针头

根据药物剂量、黏稠度和刺激性及注射部位选择合适的注射器和针头。注射器应完整无裂缝，不漏气；针头锐利、无钩、无锈、无弯曲；注射器和针栓衔接紧密。一次性注射器包装须密封且在有效期内。

（四）选择合适的注射部位

注射部位应避开神经、血管处（动、静脉注射除外），不可在有损伤、炎症、瘢痕、硬结及患皮肤病处进针。长期注射的患者，应有计划地更换注射部位。

（五）掌握合适的进针角度和深度

根据不同的注射法，掌握合适的进针角度和深度，进针时不可将针梗全部刺入注射部位，以防不慎针头折断，增加处理难度。

（六）注射药液现用现配

药液应在抽取后及时给予患者注射，以防药物被污染或效价降低。

（七）注射前排尽空气

注射前必须排尽注射器内空气，特别是动、静脉注射，以防气体进入血管形成栓塞。排气时应避免药液浪费。

（八）注药前检查回血

进针后，推注药液前，应抽动注射器活塞检查有无回血。动、静脉注射必须见到回血方可推注药液；皮下、肌内注射查无回血方可注入药液，如有回血，应更换注射部位。

（九）减轻患者疼痛的注射技术

（1）分散患者注意力，解除其紧张、恐惧心理。

（2）取合适体位，使肌肉松弛，便于进针、拔针。

（3）注射时做到"两快一慢"，即进针快、拔针快，推药液慢而速度均匀。

（4）注射刺激性较强的药物，应选用细长针头，进针要深。如需同时注射多种药物，一般先注射刺激性较弱的药物，再注射刺激性强的药物。

（十）严格执行消毒隔离制度

1. 一人一套物品

注射时做到一人一套物品，即注射器、止血带、小垫枕或垫巾。

2. 按规定处理用物

所用过的物品必须严格按照消毒隔离技术和医疗废物处理规范处置，不可随意丢弃。

二、注射前准备

（一）注射用物准备

1. 操作台

常规摆放无菌持物钳（置于无菌容器内）、无菌棉签、皮肤消毒液（2%碘酊、75%乙醇、安尔碘或 0.5%碘伏）、砂轮、弯盘或治疗碗、无菌纱布。

2. 治疗车

治疗车上层放置：注射盘（按无菌要求铺好的盘内放置已吸取药液的注射器）、无菌棉签、皮肤消毒液、洗手液，静脉注射时需备止血带、小垫枕、胶布；治疗车下层放置：锐器收集盒、生活垃圾桶、医用垃圾桶（内置一次性黄色医用垃圾袋）。

3. 注射器及针头

遵循注射原则、根据注射部位和注射药量选择注射器及针头。一次性注射器配有针头，结构为：注射器由空筒和活塞组成。空筒外有刻度标志，前端有一细小的乳头；空筒内为注射器活塞，活塞前部进入空筒内，后部露出空筒为活塞轴、活塞柄；针头通常为不锈钢制品，由针尖、针梗和针栓三部分组成（图 2-1）。静脉注射或静脉采血时可备相应规格的一次性头皮针。

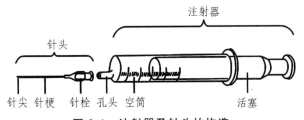

图 2-1　注射器及针头的构造

注射器的规格有 1～100 mL，临床使用时应根据药液的剂量选择合适的注射器。注射用针头的型号有 $4\frac{1}{2}$ ～16，使用前应根据注射的方法、部位选择适宜的针头型号（表 2-1）。

表 2-1　注射器和针头规格及主要用途

注射器规格	针头型号	主要用途
1 mL	$4\frac{1}{2}$ 号	皮内注射，注射小剂量药液
1 mL、2 mL	5～6 号	皮下注射
2 mL、5 mL	6～7 号	肌内注射、静脉采血
5 mL、10 mL、20 mL、30 mL、50 mL、100 mL	6～9 号	静脉注射、静脉采血

（二）抽吸药液

抽吸药液应严格按照无菌技术操作原则和查对制度进行。

【**操作步骤**】

步　骤	要点与说明
1. 洗手，戴口罩	● 严格执行查对制度
2. 根据医嘱，备药、查对药物	● 严格遵守无菌技术操作要求
3. 吸取药液	● 在治疗盘内铺无菌治疗巾
▲ 自安瓿内吸取药液	
（1）消毒及折断安瓿：手指轻弹安瓿，在安瓿颈部划一锯痕，用消毒液棉签擦拭锯痕后折断安瓿（图2-2）	● 使安瓿顶端药液流至体部，以免浪费药液 ● 若安瓿颈部有蓝点标记，可不用划痕，消毒后折断即可
（2）抽吸药液：持注射器，套牢针头，将针尖斜面向下置入安瓿内的液面下，持活塞柄，抽动活塞，吸取药液（图2-3、图2-4）	● 针栓不可触及安瓿外口，也不可进入安瓿内； ● 吸药时手不可触及活塞体（前）部、针头的针梗及针尖，以免污染
▲ 自密封瓶内吸取药液	
（1）开启瓶盖、消毒：除去胶塞外包装、常规消毒瓶塞，待干	
（2）抽吸药液：注射器内吸入与所需药液等量的空气，注入密封瓶内；倒转药瓶及注射器，使针尖在液面下，吸取药液至所需剂量，以示指固定针栓，拔出针头（图2-5）	● 以增加瓶内压力，便于吸药 ● 根据药液的性质抽吸药液：混悬剂摇匀后立即吸取；结晶、粉剂应按要求充分溶解后再吸取；油剂用稍粗针头吸取 ● 按规定的剂量吸取药液，不可多吸或少吸，以确保治疗效果
4. 排尽空气：轻拉活塞，使针头内的药液流入注射器，并使气泡集于乳头，轻推活塞，排出气体	● 排气时，使注射器乳头向上，使气泡集中于乳头根部，排出气体 ● 避免药液浪费
5. 放置：排气毕，再次核对无误后置于注射盘内备用	● 药液应现用现抽吸，避免药液污染和效价降低
6. 清理用物	● 用过的物品必须严格按照消毒技术规范要求处理
7. 洗手	

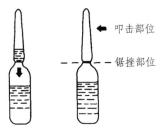

图 2-2　安瓿折断前的处理

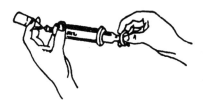

图 2-3　自小安瓿内吸取药液

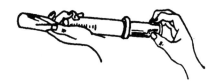

图 2-4　自大安瓿内吸取药液

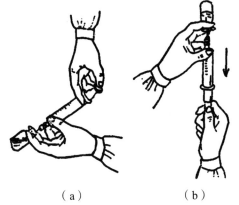

（a）　　　　　　　（b）　　　　　　　（c）

图 2-5　自密封瓶内吸取药液

三、常用注射法

临床常用的注射方法有：皮内注射法、皮下注射法、肌内注射法、静脉注射法。

（一）皮内注射法

皮内注射法（intradermic injection，ID）是将少量药液注入表皮和真皮之间的方法。

【目　的】

（1）药物过敏试验。

（2）预防接种。

（3）局部麻醉的先驱步骤。

（2）操作者能严格遵守注射原则，操作方法正确、熟练。

（3）患者用药安全或发生不适时得到及时恰当的处理。

【健康教育】

（1）皮内注射后不能按压、抓挠注射部位。

（2）安静休息，避免进行剧烈活动。

（3）药物过敏试验注射后 20 min 才能观察结果，这期间不能离开病室或注射室，如感觉不适必须及时告诉医护人员，以能及时处理。

（二）皮下注射法

皮下注射法（hypodermic injection，HD）是将少量药液或生物制品注入皮下组织的方法。

【目　的】

（1）注入小剂量药物，用于药物不宜口服，而需在一定时间内发生药效时。

（2）预防接种。

（3）局部麻醉用药。

【部　位】

常用的皮下注射部位有：上臂三角肌下缘、两侧腹壁、背部、大腿前侧和外侧（图 2-7）。

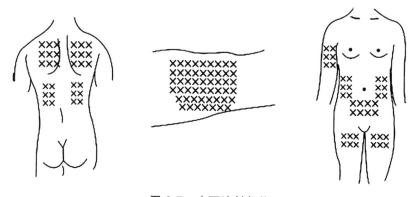

图 2-7　皮下注射部位

【操作前准备】

1. 评估患者

（1）患者的年龄、病情、意识状态、治疗情况、用药史、过敏史。

（2）患者的心理状态，对所用药物的认知及合作程度。

（3）患者注射部位皮肤及皮下组织状况。

2. 患者准备

（1）向患者及家属解释皮下注射目的及相关知识，取得患者的配合。

（2）患者能理解皮下注射目的、相关知识并能积极配合。

（3）根据病情取适宜体位。

3. 操作者准备

着装整洁，修剪指甲，洗手，戴口罩。

4. 用物准备

（1）按医嘱转抄注射卡。

（2）根据药物的剂量备注射器。

（3）其余按注射用物准备。

5. 环境准备

室内整洁、安静、安全、光线适宜，必要时用帷帘等遮挡患者。

【操作步骤】

步　骤	要点与说明
1. 洗手，戴口罩，铺盘，按医嘱备药	● 对皮肤有刺激作用的药物一般不做皮下注射 ● 严格执行无菌技术操作原则和查对制度
2. 携用物至患者床旁，核对床号、姓名，向患者解释操作的目的及方法	● 确认患者信息，建立信任与安全感，以取得合作
3. 选择注射部位，常规消毒皮肤，待干，排尽注射器内空气	● 三角肌下缘注射时，针头稍向外侧，以免损伤神经
4. 二次核对	● 确保给药的准确性
5. 一手绷紧局部皮肤，一手持注射器，示指固定针栓，针头斜面向上并与皮肤呈30°~40°角，快速将针梗的1/2~2/3刺入皮下（图2-8），松开绷紧皮肤的手，抽动活塞，查无回血，缓慢推注药液	● 进针角度不宜超过45°，以免刺入肌层；如果患者过于消瘦，可捏起局部组织，适当减小穿刺角度 ● 如有回血，需更换注射部位 ● 经常注射者，应更换部位，建立轮流交替注射部位的计划，以达到在有限的注射部位，吸收最大药量的效果 ● 药液小于1 mL，须用1 mL注射器
6. 注射完毕，用无菌干棉签放于进针处，快速拔针后按压片刻	● 减轻疼痛，并防止药液外溢
7. 再次核对，协助患者取舒适卧位，整理床单位	● 确保无误 ● 使患者舒适
8. 整理用物，洗手，记录	● 按照消毒技术规范要求处理

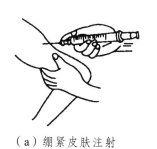
（a）绷紧皮肤注射

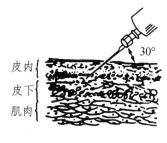
（b）皮下注射进针角度

图 2-8　皮下注射

【操作后评价】

（1）患者理解皮下注射的目的及相关知识，愿意接受并积极配合。
（2）操作者能严格遵守注射原则，操作方法正确、熟练。
（3）患者能得到安全、准确的治疗。

【健康教育】

需长期进行皮下注射时，不可在同一部位多次注射，以避免引起注射部位出现硬结、疼痛等，而影响药物的吸收，达不到治疗的效果，所以必须要轮换注射部位。

（三）肌内注射法

肌内注射法（intramuscular injection，IM）是将一定量药液注入肌肉组织的方法。

【目　的】

（1）注入药物，主要用于不宜或不能口服或静脉注射，又要求比皮下注射更迅速发生药效的药物。
（2）注射刺激较强或药量较大的药物。

【部　位】

一般选用肌肉较厚，与大血管和神经距离较远的部位。其中最常用的是臀大肌，其次是臀中肌、臀小肌、股外侧肌，再次为上臂三角肌。

1. 臀大肌注射定位方法

臀大肌起自髂骨翼外面和骶骨的背面，肌束斜向下外，止于股骨的臀肌粗隆和髂胫束。臀大肌肌束肥厚，其外上 1/4 处深面无大血管和神经，故为肌肉注射的常用部位。坐骨神经起自骶丛神经，体表投影为自大转子尖至坐骨结节中点向下至腘窝处，注射时应注意避免损伤坐骨神经。臀大肌注射定位方法有两种：

（1）十字法：从臀裂顶点向左侧或右侧作一水平线，然后从髂嵴最高点向下作一垂直线，将一侧臀部分为四个象限，其外上象限并避开内角（髂后上棘至股骨大转子连线），即为注射部位[图2-9（a）]。

（2）联线法：取髂前上棘和尾骨联线的外上 1/3 处为注射部位[图2-9（b）]。

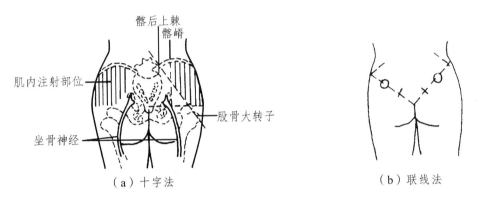

| （a）十字法 | （b）联线法 |

图 2-9 臀大肌注射定位

2. 臀中肌、臀小肌注射定位方法

有两种定位方法：

（1）以示指尖和中指尖（以患者手指宽度为标准）分别置于髂前上棘和髂嵴下缘处，由髂嵴、示指、中指构成的一个三角形区域，即为注射部位（图2-10）。

（2）髂前上棘后外侧三横指旁处（以患者手指宽度为标准）为注射部位。

3. 股外侧肌注射定位方法

在大腿中段外侧。一般成人取髋关节下 10 cm 至膝关节上 10 cm 左右，宽度大约为 7.5 cm。此处大血管、神经干很少通过，同时注射范围较广，适用于多次注射或 2 岁以下幼儿注射。

4. 上臂三角肌注射定位方法

取上臂外侧，肩峰下 2~3 横指处（图2-11）。此处肌肉较薄，只能作小剂量注射。

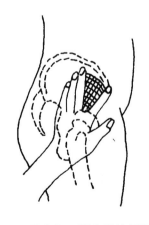

图 2-10 臀中肌、臀小肌注射定位法

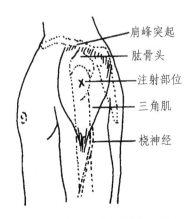

图 2-11 上臂三角肌注射定位法

【操作前准备】

1. 评估患者

（1）患者的年龄、病情、意识状态、治疗情况、用药史。

（2）患者的心理状态，对所用药物的认知及合作程度。

（3）患者肢体活动情况，注射部位皮肤及肌肉组织状况。

2. 患者准备

（1）向患者及家属解释肌内注射目的及相关知识，取得患者的配合。

（2）患者能理解肌内注射目的、相关知识并能积极配合。

（3）根据病情取适宜体位。为了放松注射部位肌肉、减轻疼痛与不适，患者可采取以下体位：① 侧卧位：上腿伸直，下腿稍弯曲。② 俯卧位：头偏向一侧，足尖相对，足跟分开。③ 仰卧位：患者仰卧，自然放松。④ 坐位：选择较高的坐凳，患者坐稳双腿自然下垂。

3. 操作者准备

着装整洁，修剪指甲，洗手，戴口罩。

4. 用物准备

（1）按医嘱转抄注射卡。

（2）根据药物的剂量备注射器。

（3）其余按注射用物准备。

5. 环境准备

室内整洁、安静、安全、光线适宜，让无关人员离开或拉帷帘遮挡患者。

【操作步骤】

步 骤	要点与说明
1. 洗手，戴口罩，铺盘，按医嘱备药	● 严格执行无菌技术操作原则和查对制度
2. 携用物至患者床旁，核对床号、姓名，向患者解释操作的目的及方法	● 确认患者信息，建立信任与安全感，以取得合作
3. 拉起帷帘，协助患者取舒适卧位，选择注射部位且正确定位	● 协助患者摆好体位
4. 常规消毒，待干，排尽注射器内空气	
5. 二次核对	● 操作中查对

步　骤	要点与说明
6. 以一手拇指、示指分开并绷紧局部皮肤，一手以执笔式持注射器，固定针栓，将针头垂直快速刺入肌内，针梗进入深度约为 2/3（2.5～3 cm）（图 2-12），松开绷紧皮肤的手，抽动活塞，查无回血，缓慢推注药液	● 针头不可全部刺入肌内，以防针头折断，无法取出 ● 选择合适的注射部位，避免刺伤神经，不能在有炎症、硬节、瘢痕等部位注射 ● 同时注射多种药液时，应先注射刺激性较弱的药液，后注射刺激性较强的药液 ● 若有回血，酌情处理，如拔出少许或进针少许再试抽，一定要无回血方可推药 ● 询问患者感受
7. 注射完毕，用干棉签放于进针处，快速拔针后按压片刻	● 减轻疼痛，并防止药液外溢与渗出
8. 再次核对，协助患者穿好衣裤，取舒适卧位，整理床单位	● 长期注射者，若出现局部硬结，可采用热敷、理疗或外敷活血化瘀的中药，如蒲公英、金黄散等 ● 如需长期注射，应轮流交替注射部位
9. 整理用物，洗手，记录	● 按照消毒技术规范要求处理 ● 2 岁以下婴幼儿不宜选用臀大肌注射，以免损伤坐骨神经，可选用股外侧肌注射

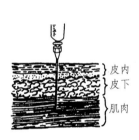 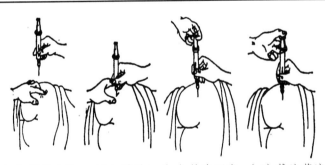

（a）绷紧皮肤　（b）进针　（c）检查回血　（d）推注药液

图 2-12　肌内注射法及解剖示意图

【操作后评价】

（1）患者理解肌内注射的目的及相关知识，愿意接受并积极配合。

（2）操作者能严格遵守注射原则，操作方法正确、熟练。

（3）患者能得到安全、准确的注射给药。

【健康教育】

（1）在注射前应取舒适的体位，注射时缓慢深呼吸，放松肌肉，可减轻疼痛及不适感。

（2）需长期注射或注射有刺激性的药液后，可采取热敷的方法，以促进药物的吸收及减轻不适感。

（四）静脉注射法

静脉注射法（intravenous injection，IV）是自静脉注入无菌药液的方法。

【目　的】

（1）注入不宜口服、皮下或肌内注射且需要迅速发生药效的药物。
（2）注入药物协助诊断。
（3）注入静脉营养液。
（4）注入化疗药物。

【部　位】

（1）四肢浅静脉：常用手背静脉、头静脉、贵要静脉、肘正中静脉、足背静脉、小隐静脉、大隐静脉（图 2-13）。

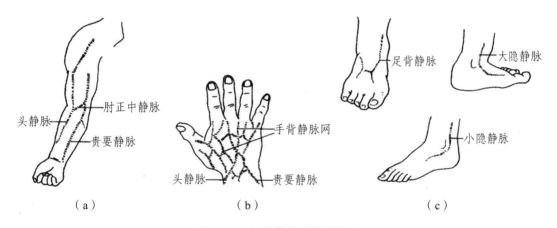

（a）　　　　　　　　　　（b）　　　　　　　　　　（c）

图 2-13　四肢浅静脉注射部位

（2）头皮静脉：常用额静脉、颞浅静脉、耳后静脉和枕静脉（图 2-14）。

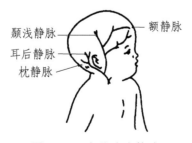

图 2-14　小儿头皮静脉

（3）股静脉：股静脉位于股三角区，在股动脉的内侧（图 2-15）。

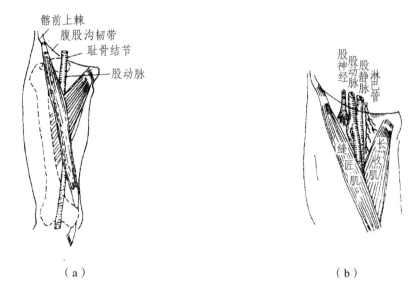

（a）　　　　　　　　　　　　（b）

图 2-15　股静脉解剖示意图

【操作前准备】

1. 评估患者

（1）患者的年龄、病情、意识状态、治疗情况、用药史、过敏史。

（2）患者的心理状态，对所用药物的认知及合作程度。

（3）患者肢体活动情况，注射部位皮肤及血管状况。

2. 患者准备

（1）向患者及家属解释静脉注射目的及相关知识，取得患者的配合。

（2）患者能理解静脉注射目的、相关知识并能积极配合。

（3）头皮静脉注射时，先将注射部位的头发剃去。

（4）四肢静脉注射时，根据病情取适宜体位。

（5）股静脉注射时，患者取仰卧位，下肢伸直略外展外旋，臀下稍垫高以充分暴露注射局部。

3. 操作者准备

着装整洁，修剪指甲，洗手，戴口罩。

4. 用物准备

（1）按医嘱转抄注射卡。

（2）根据药物的剂量备注射器，小儿备 $4\frac{1}{2}$ ~ $5\frac{1}{2}$ 号头皮针，成人备 7 ~ 9 号头皮针。

（3）其余按注射用物准备。

5. 环境准备

安静、安全、整洁、光线适宜，必要时遮挡患者。

【操作步骤】

步　骤	要点与说明
1. 洗手，戴口罩，铺盘，按医嘱备药	● 严格执行无菌技术操作原则和查对制度
2. 携用物至患者床旁，核对床号、姓名，向患者解释操作的目的及方法	● 确认患者信息，建立信任与安全感，以取得合作
▲ 四肢浅静脉注射	
（1）选择粗直、弹性好、相对较固定的静脉，避开关节处。以手指探明静脉走向及深浅，在穿刺部位的肢体下垫小枕	● 协助患者摆好体位 ● 对长期静脉用药的患者，要有计划地由小到大、由远心端到近心端选择血管注射
（2）在穿刺部位的上方（近心端）约 6 cm 处扎紧止血带，止血带末端向上。按常规消毒局部皮肤，待干	● 使静脉回流受阻，远心端静脉充盈，以利穿刺 ● 止血带末端向上，以防污染无菌区域
（3）二次核对	● 保证安全及正确用药
（4）连接头皮针并排尽空气，如注射上肢血管，则嘱患者握拳[图 2-16（a）]，以一手拇指绷紧静脉下端皮肤，一手持头皮针柄，针尖斜面向上，与皮肤成 15°～30° 角，由静脉上方或侧方刺入皮下，再沿静脉走向潜行刺入静脉；见回血可继续将针梗送入少许	● 穿刺要沉着，如未见回血，可平稳地将针头退至刺入口下方，略改变方向，再尝试穿刺；一旦出现局部血肿，应立即拔出针头，用无菌棉签按压局部，另选其他静脉注射 ● 对组织有强烈刺激的药物，应另备一盛有生理盐水的注射器，注射时先作穿刺，穿刺成功后先注入少量生理盐水，证实针头在血管内后，再取下注射器（针头留置），调换另一抽有药液的注射器进行推药，以免药液外溢引起组织坏死
（5）松开止血带，嘱患者松拳，胶布固定针头，轻拉活塞见血后缓慢注入药物[图 2-16（b）]	● 注入药液的速度应根据药物性质及患者的年龄、病情、感受，并观察局部及病情变化 ● 推注药液的过程中，应试抽回血，确保药液注入血管内
（6）注射完毕，将干棉签纵行放于穿刺点上方，快速拔出针头，用棉签按压片刻或嘱患者屈肘	● 防止渗血或皮下血肿
▲ 小儿头皮静脉注射	
（1）选择合适静脉，两人配合操作，一人固定患儿头部，另一人穿刺。穿刺者立于患儿头侧，用 75% 乙醇消毒皮肤	● 严格执行查对制度和无菌技术操作原则 ● 患儿取仰卧位或侧卧位，必要时剃去注射部位头发 ● 因婴幼儿皮肤细嫩，不宜用 2% 碘酊消毒皮肤

步　骤	要点与说明
（2）二次核对	● 操作中查对
（3）连接头皮针头并排尽空气，穿刺者一手绷紧血管两端皮肤，另一手持头皮针柄，在距静脉最清晰点向后移约 0.3 cm 处，将针头与皮肤成 5°角，沿静脉向心方向，由静脉上方或侧方刺入皮下，再沿静脉走向潜行刺入，见回血后推药液少许，确认在血管内后用胶布固定针柄，注入药液	● 注入药液的速度应根据药物性质，并观察局部及病情变化 ● 适当约束患儿，使药液顺利注射完毕 ● 如局部疼痛或肿胀隆起，抽吸无回血，提示针头滑出静脉，应拔出针头，更换部位，重新穿刺 ● 应用刺激性药物，可先推注少量生理盐水，无异常再换上药物注射 ● 头皮静脉注射时，应注意头皮静脉与动脉相鉴别（表 2-2）
（4）注射完毕，将干棉签纵行放于穿刺点上方，快速拔出针头，用棉签按压片刻	● 按压至不出血
▲ 股静脉注射	● 常用于急救时加压输液、输血或采集血标本
（1）协助患者仰卧，下肢伸直，并略外展外旋，稍垫高臀部，确定穿刺点	● 股三角区扪及股动脉搏动最明显的部位或髂前上棘和耻骨结节连线中点作为股动脉的定位，往内侧 0.5 cm 为股静脉的位置
（2）常规消毒皮肤，同时消毒术者左手示指和拇指	● 严格执行查对制度和无菌技术操作原则
（3）二次核对	● 操作中查对
（4）用左手示指扪及股动脉搏动最明显处并固定，右手持注射器，使针梗与皮肤成 90°或 45°角，在股动脉内侧 0.5 cm 处刺入，抽动活塞能抽出暗红色血，提示穿刺成功，固定针头并注入药物	● 若抽出鲜红色血液，提示误入股动脉，应立即拔出针头，压迫穿刺处 5～10 min，直至无出血为止
（5）注射完毕后，局部用无菌纱布加压止血 3～5 min，确认无出血，方可离开	● 注意观察局部穿刺后有无渗血
5. 再次核对	● 操作后查对
6. 整理用物，洗手，记录	● 按照消毒技术规范要求处理

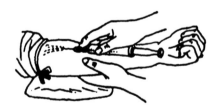
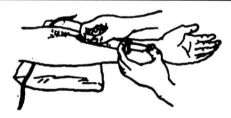

（a）扎止血带、握拳　　　　　　　（b）松拳、松止血带推注药液

图 2-16　静脉注射

【操作后评价】

（1）沟通有效，患者愿意接受并配合操作者操作。

（2）患者或家属能说出用药的目的及相关知识。

（3）注射过程严格按注射原则进行，注射部位无渗出、肿胀。

表 2-2 头皮静脉与动脉的鉴别

特征	头皮静脉	头皮动脉
颜色	微蓝	深红色或与皮肤同色
搏动	无	有
管壁	薄、易压瘪	厚、不易压瘪
血流方向	多向心	多离心
血液颜色	暗红	鲜红
注药	阻力小	阻力大，局部血管呈树枝状突起，颜色苍白，患儿疼痛而尖叫

【健康教育】

（1）静脉注射拔针后，需按压 1 ~ 3 min（如为股静脉应按压 3 ~ 5 min），观察无出血，才能松开按压物。

（2）保持穿刺针口的清洁，以免感染。

【静脉注射失败的常见原因】

（1）刺入过浅或因静脉滑动，针尖未刺入血管内，抽吸未见回血[图 2-17（a）]。

（2）刺入过深，针尖穿透对侧血管壁，抽吸不见回血[图 2-17（b）]。

（3）针尖未完全进入血管内，针尖部分在血管外，可抽吸到回血，但推注时药液溢至皮下，局部隆起并有痛感[图 2-17（c）]。

（4）针尖已刺破对侧血管壁，部分在血管内，部分在血管外，可抽吸到回血，但注入药液时患者有痛感，如仅注入少量药液，局部不一定会隆起[图 2-17（d）]。

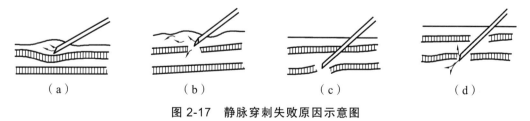

| （a） | （b） | （c） | （d） |

图 2-17 静脉穿刺失败原因示意图

【特殊患者的静脉穿刺要点】

1. 肥胖患者

肥胖患者皮下脂肪较厚，静脉位置比较深，在皮肤表面看不清血管，但比较固定。故穿刺时以示指和中指探明静脉走行方向和深浅度，然后从血管上方进针，进针角度加大（约30°～40°），进入皮肤后顺静脉走向从血管的正面刺入。

2. 水肿患者

因患者水肿看不见静脉时，可按肢体浅静脉走行位置，先用手指按压局部，使组织中的水分挤向周围，一般能看见静脉，然后尽快扎止血带、消毒皮肤后进针。

3. 休克患者

休克时循环血量急剧减少，患者外周血管萎陷、扁平、弹性差，给静脉穿刺带来一定困难。可根据局部解剖位置扎止血带后，从穿刺部位远心端向近心端方向反复推揉，也可先用热毛巾或热水袋热敷局部，使血管充盈后进行穿刺。

4. 老年患者

因老年人皮肤组织松弛，血管易滑动，且血管弹性差、脆性较大使静脉穿刺的难度增加。对此类患者，应选择较直的静脉，绷紧皮肤固定血管，进针角度可减小，在静脉上方快速进针。

（五）动脉注射法

动脉注射法（arterial injection）是将无菌药液加压注入动脉内的方法。

【目 的】

（1）注入药液或血液抢救重度休克患者。
（2）施行某些特殊检查如脑血管造影、肝动脉造影等。
（3）经动脉注射抗癌药物。

【部 位】

常用的动脉有：股动脉、颈总动脉、锁骨下动脉和桡动脉。

【操作前准备】

1. 评估患者

（1）患者的年龄、病情、意识状态、治疗情况、用药史、过敏史。
（2）患者的心理状态，对所用药物的认知及合作程度。
（3）患者头、颈、肢体活动及血液循环情况，穿刺部位皮肤及血管状况。

2. 患者准备

（1）向患者及家属解释动脉注射目的及相关知识，取得患者的配合。
（2）患者能理解动脉注射目的、相关知识并能积极配合。
（3）根据注射部分的要求，协助患者取合适体位，充分暴露注射部位。

3. 操作者准备

着装整洁，修剪指甲，洗手，戴口罩。

4. 用物准备

（1）按医嘱转抄注射卡。
（2）根据药物的剂量备注射器。
（3）砂袋、无菌手套。
（4）其余按注射用物准备。

5. 环境准备

室内安静、安全、整洁、光线适宜，必要时遮挡患者。

【操作步骤】

步 骤	要点与说明
1. 洗手，戴口罩，铺盘，按医嘱备药	● 严格执行查对制度和无菌技术操作原则
2. 携用物至患者床旁，核对床号、姓名，向患者解释操作的目的及方法	● 确认患者信息，建立信任与安全感，以取得合作
▲ 股动脉注射	
（1）协助患者仰卧，下肢伸直，并略外展，稍垫高臀部，确定穿刺点	● 在股三角区或髂前上棘和耻骨结节连线中点扪及股动脉搏动最明显的部位作为动脉穿刺点
（2）常规消毒皮肤，同时消毒术者左手示指和中指或戴无菌手套	● 局部皮肤常规消毒，范围直径大于 5 cm ● 严格执行无菌技术操作原则，以防感染
（3）二次核对	● 操作中查对
（4）用左手示指和中指，在已消毒的范围内触及动脉搏动最明显处并固定于两指间，右手持注射器，使针梗与皮肤成90°或45°角刺入，抽动活塞，抽出鲜红色血，提示穿刺成功，固定针头，注入药物	● 若穿刺失败，切勿反复穿刺，以免形成血肿 ● 注意固定针头，防止针尖在管腔内移动而损伤血管内壁，造成血管栓塞 ● 推注药液过程中应注意观察患者局部情况及病情变化
▲ 桡动脉穿刺	
（1）协助患者仰卧，上肢放松，手心朝上，腕关节下垫一小软枕，在前臂掌侧腕横纹上 2～3 cm，动脉搏动最明显处为血管进针点	
（2）常规消毒皮肤，同时消毒术者左手示指和中指或戴无菌手套	● 局部皮肤常规消毒，范围直径大于 5 cm ● 严格执行无菌技术操作原则，以防感染
（3）二次核对	● 操作中查对

步　骤	要点与说明
（4）穿刺时左手指腹触摸桡动脉搏动最明显的位置，往下延约 0.5 cm 处为皮肤进针点，右手持注射器及针头，与皮肤成 30° ～40° 角向动脉方向进针，见有鲜红色血液涌入注射器内，提示穿刺成功，固定针头，注入药物	● 若穿刺失败，切勿反复穿刺，以免形成血肿
3. 注射完毕后，局部用无菌纱布局部加压止血 5～10 min，确认无出血，方可离开	● 防止渗血与皮下血肿，如有凝血功能障碍者则应延长按压时间
4. 再次核对，协助患者穿好衣裤，取舒适卧位，整理床单位	● 操作后查对，观察治疗效果
5. 整理用物，洗手，记录	● 按照消毒技术规范要求处理

【操作后评价】

（1）沟通有效，患者情绪稳定，愿意接受并配合操作者操作。

（2）患者或家属能说出药物的相关知识、治疗目的、方法、注意事项。

（3）注射过程严格按注射原则进行，患者动脉用药安全，达到预期效果。

【健康教育】

（1）动脉注射拔针后，需按压 5～10 min，观察无出血，才能松开按压物。

（2）保持穿刺针口的清洁，以免感染。

（张泽华）

第二节　药物过敏试验

临床上使用的某些药物，常可引起不同程度的过敏反应，甚至发生过敏性休克，危及生命。过敏反应的基本原因是抗原抗体的相互作用。药物作为一种抗原，进入机体后，有些个体体内会产生特异性抗体（IgE、IgG、IgM），使 T 淋巴细胞致敏，当再次应用同类药物时，抗原抗体在致敏淋巴细胞上作用，引起过敏反应。其临床表现可有皮肤潮红、发痒、皮疹、心悸、呼吸困难，严重者可出现休克或死亡。为防止过敏反应的发生，在使用某些高致敏药物前，应详细询问患者用药史、过敏史、家族史。在做药物过敏试验的过程中，应按要求正确地操作，严密观察，正确判断试验结果，并能熟练掌握过敏反应的处理方法。

一、青霉素过敏试验及过敏反应的处理

青霉素是临床常用的抗生素之一，疗效高，毒性低，但较容易发生过敏反应，其过敏反应的发生率可达 3%～6%，任何给药途径、剂量、剂型均可发生过敏反应，无性别、年龄的

区分。因此，在使用青霉素前必须先做过敏试验，曾用过青霉素，停药超过 3 d 再次用药或使用中更换药物批号时，须重新做过敏试验，试验结果为阴性者方可用药。如已知患者有青霉素过敏史，则不得再做过敏试验。

（一）青霉素过敏试验法

【目　的】

通过青霉素过敏试验，判断患者是否对青霉素过敏，为临床用药提供依据。

【操作前准备】

1. 评估患者

（1）患者的病情、治疗情况、意识状态。

（2）患者用药史、过敏史、家族史、是否空腹。

（3）患者注射部位皮肤状况。

（4）患者对过敏试验的认识及合作程度。

2. 患者准备

（1）向患者及家属解释青霉素过敏试验的目的及相关知识，取得患者的配合。

（2）患者理解青霉素过敏试验目的、相关知识并能积极配合。

（3）根据病情取适宜体位。

3. 操作者准备

着装整洁，修剪指甲，洗手，戴口罩。

4. 用物准备

按注射法常规准备用物，另备：一次性注射器（1 mL、2 mL、5 mL）、青霉素（含青霉素 G 80 万 U/瓶）、生理盐水、0.1%盐酸肾上腺素，必要时备急救车、氧气装置、吸痰器等。

5. 环境准备

室内安静、安全、整洁，光线适宜。

【操作步骤】

1. 青霉素皮内试验药液的配制

皮内试验药液为每 1 mL 含 200～500 U 的青霉素注射液，以 0.1 mL（含 20～50 U 青霉素）为注入标准。各地对注入剂量的规定不一，以 20 U 或 50 U 青霉素为例，具体配制方法如下：

（1）80 万 U 青霉素瓶内注入 4 mL 生理盐水，稀释为每毫升含 20 万 U 青霉素。

（2）取上液 0.1 mL 青霉素溶液加生理盐水至 1 mL，每毫升含 2 万 U 青霉素。

（3）取上液 0.1 mL 青霉素溶液加生理盐水至 1 mL，每毫升含 2 000 U 青霉素。

（4）取上液 0.1 mL 或 0.25 mL 青霉素溶液加生理盐水至 1 mL，每毫升含 200 U 或 500 U 青霉素。

每次配制时均需将溶液混匀。

2. 青霉素皮内试验方法

于患者前臂掌侧下段皮内注射青霉素试验液 0.1 mL（含 20 U 或 50 U 青霉素），20 min 后观察结果。

3. 皮内试验结果判断

（1）阴性：局部皮丘无改变，周围不红肿，无红晕，无自觉症状。

（2）阳性：局部皮丘隆起，出现红晕硬块，直径大于 1 cm，或周围出现伪足有痒感。严重时可有头晕、心慌、恶心，甚至出现过敏性休克。

4. 结果记录

患者皮内试验结果阴性，用红笔在医嘱单、治疗单上标（－）；如试验结果为阳性，应报告医生停用青霉素，同时在医嘱单、治疗单、体温单、病历、床头卡、门诊病历本上用红笔标（＋）并告知患者及家属。

【注意事项】

（1）用药前应详细询问患者用药史、过敏史和家族史，已知有青霉素过敏史者禁止做过敏试验，对有其他药物过敏史或变态反应疾病史者应慎用。凡初次用药、停药超过 3 d 或用药过程中更换批号时，均应按常规做过敏试验。

（2）不宜空腹进行皮内过敏试验或药物注射，个别患者因空腹用药出现头晕眼花、出冷汗、面色苍白、恶心等反应，易与过敏反应相混淆。

（3）皮试液应现配现用，剂量准确，避免药物被污染或分解产生各种致敏物质而引起过敏反应。

（4）皮内试验忌用碘酊消毒，以免因脱碘不彻底而影响局部反应的观察，且易与碘过敏反应相混淆。

（5）在皮内试验过程中，严密观察过敏反应，告知患者不可用手拭去药液和按压皮丘；20 min 内不可离开、不可进行剧烈活动；如有不适，及时告知医务人员。

（6）患者试验后为可疑阳性的表现：皮丘不扩大，周围有红晕，但直径小于 1 cm；或局部皮试结果为阴性，但患者有胸闷、头晕等全身症状。为明确判断结果，可在对侧手臂皮肤相同部位用生理盐水作对照试验，如出现同样结果，说明前者不是阳性。

（7）注射前应备好急救药物和设备，如盐酸肾上腺素、供氧装置等，以防万一。

（二）青霉素过敏反应的处理

1. 发生机制

青霉素过敏反应是抗原和抗体在致敏细胞上相互作用而引起的。青霉素本身与其所含的高分子聚合体（6-氨基青霉烷酸）、青霉素的降解产物（青霉烯酸、青霉噻唑酸），以及某些真菌（青霉菌）均可成为半抗原。这些物质进入人体后与蛋白质或多肽分子结合成全抗原，可使 T 淋巴细胞致敏，从而作用于 B 淋巴细胞的分化增殖，使 B 淋巴细胞转变成浆母细胞和浆细胞，进而产生相应的抗体，即 IgE。IgE 黏附于某些组织，如皮肤、鼻、咽、声带、支气管黏膜等处微血管壁周围的肥大细胞及血液中的嗜碱性粒细胞表面，使机体对抗原处于致敏状态。当人体再次接触抗原时，肥大细胞和嗜碱性粒细胞表面的 IgE 即与之结合，导致这些细胞破裂，释放组胺、白三烯、缓激肽等血管活性物质，这些物质分别作用于效应器官，使平滑肌收缩、毛细血管扩张及通透性增高，从而产生荨麻疹、哮喘、喉头水肿、休克等一系列过敏反应的临床表现。

2. 临床表现

（1）过敏性休克：属于 I 型变态反应，特点是反应迅速、强烈、消失快。多在用药后 5～20 min 内，甚至在用药后数秒钟内发生，也可发生在皮内过敏试验过程中。临床表现为：① 呼吸系统症状：由喉头水肿、支气管痉挛和肺水肿引起，表现为胸闷、气促、哮喘、呼吸困难等。② 循环系统症状：由于周围血管扩张导致有效循环血量不足引起，表现为面色苍白、冷汗、发绀、脉搏细弱、血压下降等。③ 中枢神经系统症状：因脑组织缺氧引起，表现为头晕眼花、四肢麻木、意识丧失、抽搐、大小便失禁等。

（2）血清病型反应：属于 III 型变态反应，亦称免疫复合物型变态反应。一般在用药后 7～12 d 出现症状，临床表现和血清病相似，有发热、关节肿痛、皮肤发痒、荨麻疹、全身淋巴结肿大、腹痛等。血清病型反应一般预后良好，停用药物后多能自行缓解，必要时可用抗组胺类药，如注射盐酸异丙嗪或苯海拉明等。

（3）各器官或组织的过敏反应：① 皮肤过敏反应：主要有瘙痒、荨麻疹，严重者发生剥脱性皮炎。② 呼吸道过敏反应：可引起哮喘或促发原有的哮喘发作。③ 消化系统过敏反应：可引起过敏性紫癜，以腹痛和便血为主要症状。

3. 过敏性休克的急救措施

（1）立即停药，患者就地平卧，进行抢救。

（2）立即皮下注射 0.1%盐酸肾上腺素 0.5～1 mL，患儿酌减。盐酸肾上腺素是抢救过敏性休克的首选药物，其具有收缩血管、增加外周阻力、提升血压、兴奋心肌、增加心输出量及松弛支气管平滑肌的作用。如症状不缓解，可每隔 30 min 皮下或静脉注射该药 0.5 mL，直至脱离危险。如发生心脏骤停、立即行胸外心脏按压术。

（3）维持呼吸道通畅，给予氧气吸入。呼吸受抑制时，肌内注射尼可刹米（可拉明）或洛贝林（山梗菜碱）等呼吸兴奋剂。喉头水肿影响呼吸时，可行气管插管或气管切开术。

（4）根据医嘱立即给予地塞米松 5～10 mg 静脉注射，或氢化可的松 200～400 mg 加入 5%～10%葡萄糖液 500 mL 内静脉滴注。应用抗组胺类药，如肌内注射异丙嗪（非那根）25～50 mg 或苯海拉明 40 mg。

（5）静脉滴注平衡液扩充血容量。如血压下降不回升，可用低分子右旋糖酐，必要时可用多巴胺、间羟胺（阿拉明）等升压药物。

（6）纠正酸中毒。可用碳酸氢钠静脉滴注。

（7）密切观察患者体温、脉搏、呼吸、血压、尿量、意识状况等病情变化，并做好记录。

【健康教育】

（1）皮内注射后不能按压、抓挠注射部位。

（2）安静休息，避免进行剧烈活动。

（3）药物过敏试验注射后 20 min 才能观察结果，这期间不能离开病室或注射室，如感觉不适必须及时告诉医护人员，以便及时处理。

（4）如过敏试验结果为阳性，将不可使用青霉素。

二、头孢菌素类过敏试验及过敏反应的处理

头孢菌素类是具有抗菌谱广、抗菌作用强、耐青霉素酶、临床疗效高、毒性低、应用广泛等优点的抗生素。因其可引起过敏反应，故用药前需做皮肤过敏试验。其过敏反应的机制与青霉素相似，主要由抗原与抗体的相互作用而引起。头孢菌素与青霉素间呈不完全的交叉过敏反应。一般来说，对青霉素过敏者有 10%～30%对头孢菌素过敏，而对头孢菌素过敏者绝大多数对青霉素过敏。

（一）头孢菌素类过敏试验法

【目 的】

通过头孢菌素类过敏试验，判断患者是否对头孢菌素过敏，为临床用药提供依据。

【操作前准备】

1. 评估患者

同青霉素过敏试验法。

2. 患者准备

同青霉素过敏试验法。

3. 操作者准备

着装整洁，修剪指甲，洗手，戴口罩。

4. 用物准备（以头孢曲松钠为例）

头孢曲松钠 1g，其余同青霉素过敏试验法。

5. 环境准备

室内安静、安全、整洁，光线适宜。

【操作步骤】

1. 头孢曲松钠皮内试验液的配制

皮内试验药液为每 1 mL 含 500 μg 的头孢曲松钠的注射液，以 0.1 mL（含 50 μg 头孢曲松钠）为注入标准。具体配制方法如下：

（1）1 g 的头孢曲松钠瓶内注入 4 mL 生理盐水，稀释为每毫升含 250 mg 头孢曲松钠。

（2）取上液 0.2 mL 头孢曲松钠溶液加生理盐水至 1 mL，每毫升含 50 mg 头孢曲松钠。

（3）取上液 0.1 mL 头孢曲松钠溶液加生理盐水至 1 mL，每毫升含 5 mg 头孢曲松钠。

（4）取上液 0.1 mL 头孢曲松钠溶液加生理盐水至 1 mL，每毫升含 500 μg 头孢曲松钠。

每次配制时均需将溶液混匀。

2. 皮内试验方法

皮内注射试验液 0.1 mL（含 50 μg 头孢曲松钠），20 min 后观察结果。

3. 皮内试验结果判断

同青霉素过敏试验法。

4. 试验结果记录

同青霉素过敏试验法。

【注意事项】

（1）头孢菌素类药物可致交叉过敏，凡使用某一种头孢菌素有过敏现象者，一般不再使用其他品种的头孢菌素。

（2）如患者对青霉素类过敏，且病情确实需要使用头孢菌素类药物时，一定要在严密观察下做头孢菌素类药物过敏试验，并做好抗过敏性休克的抢救准备。

其余同青霉素皮内过敏试验的注意事项。

（二）头孢菌素类过敏反应的处理

同青霉素过敏反应的处理。

三、链霉素过敏试验及过敏反应的处理

链霉素主要对革兰阴性细菌及结核杆菌有较强的抗菌作用。由于链霉素本身的毒性作用及所含杂质（链霉素胍和二链霉胺）具有释放组胺的作用，可引起中毒反应和过敏反应，故在使用链霉素前，应做过敏性试验。

（一）链霉素过敏试验

1. 皮内试验

试验液为每毫升含链霉素 2 500 U，皮内试验的剂量为 0.1 mL（含链霉素 250 U）。具体配制方法如下：

（1）链霉素 1 瓶为 1g（100 万 U），用生理盐水 3.5 mL 溶解后为 4 mL，每 1 mL 含 0.25 g（25 万 U）。

（2）取上液 0.1 mL 加生理盐水至 1 mL，每毫升含 2.5 万 U。

（3）取上液 0.1 mL 加生理盐水至 1 mL，每毫升含 2500 U。

2. 试验方法

取链霉素试验液 0.1 mL（含 250 U）做皮内注射，观察 20 min 后判断结果。

结果判断同青霉素。

（二）链霉素过敏反应的处理

1. 临床表现

同青霉素过敏反应，但较少见，轻者表现为发热、皮疹、荨麻疹；重者表现为过敏性休克。毒性反应有全身麻木、肌肉无力、抽搐、眩晕、耳鸣、耳聋等。

2. 急救措施

同青霉素。如患者有抽搐，可用 10% 葡萄糖酸钙静脉缓慢推注，小儿酌情减量；因钙离子可与链霉素结合，从而减轻链霉素的毒性症状。如患者有肌肉无力、呼吸困难，可用新斯的明 0.5 ~ 1 mg 皮下注射，必要时可给予 0.25 mg 静脉注射。

四、破伤风抗毒素过敏试验及脱敏注射法

破伤风抗毒素（tetanus antitoxin，TAT）由破伤风类毒素免疫马血清经物理、化学方法精制而成，是一种特异性抗体，能中和破伤风患者体液中的破伤风毒素，使机体产生被动免疫，常在救治破伤风患者时应用，有利于控制病情发展。对于有发生破伤风危险的外伤患者，TAT 可作为被动免疫预防注射，起到预防疾病的作用。TAT 对人体而言是一种异种蛋白，具有抗原性，注射后容易出现过敏反应，因此，用药前应先做过敏试验。停用 TAT 超过 1 周者，如再使用，仍需重做过敏试验。

（一）TAT 过敏试验法

【目 的】

通过 TAT 过敏试验，判断患者是否对 TAT 过敏，为临床合理用药提供依据。

【操作前准备】

1. 评估患者

同青霉素过敏试验法。

2. 患者准备

同青霉素过敏试验法。

3. 操作者准备

着装整洁，修剪指甲，洗手，戴口罩。

4. 用物准备

按注射法常规准备，另备：一次性注射器（1 mL）、TAT 注射液 1 500 U、生理盐水 10 mL。必要时备急救车、氧气装置、吸痰器等。

5. 环境准备

室内安静、安全、整洁，光线适宜。

【操作步骤】

1. 皮内试验液的配制

（1）皮内试验液的配制：用每支 1 mL 含 1 500 U 的 TAT 药液，取 0.1 mL，加生理盐水至 1 mL（每 1 mL 含 TAT 150 U）即可。

（2）试验方法：取 TAT 试验液 0.1 mL（含 TAT 15 U），做皮内注射，20 min 后观察结果。

2. 皮内试验结果判断

（1）阴性：局部皮丘无变化，全身无反应。

（2）阳性：局部皮丘红肿硬结，直径大于 1.5 cm，红晕超过 4 cm，有时出现伪足、痒感。全身反应同青霉素过敏全身反应。结果为阳性者，可用脱敏注射法。

（二）TAT 脱敏注射法

TAT 皮内试验呈阳性反应时，可采用脱敏注射法，即 TAT 小剂量多次注射的方法。其机制是小量抗原进入人体内后，同吸附于肥大细胞或嗜碱性粒细胞上的 IgE 结合，使其逐步释放出少量的组胺等活性物质。而机体本身有一种组胺酶释放，它可使组胺分解，不至于对机体产生严重损害，临床上可不出现症状。经过多次小剂量的反复注射后，可使细胞表面的 IgE 抗体大部分，甚至全部被结合而消耗掉，最后大量注射 TAT 时，便不会发生过敏反应。

脱敏注射一般分 4 次注完（表 2-3），每隔 20 min 注射 1 次，直至完成总剂量注射（TAT 1 500 U）。在脱敏过程中，应密切观察患者反应。如发现患者有全身反应，如气促、发绀、荨麻疹或过敏性休克时应立即停止注射，并迅速对症处理；如反应轻微，待反应消退后，酌情将注射的次数增加，剂量减少，以将全部剂量顺利注射完毕。一旦发生过敏性休克，同青霉素过敏休克的抢救处理。

表 2-3　TAT 脱敏注射法

次数	TAT/mL	生理盐水/mL	注射法
1	0.1	0.9	肌内注射
2	0.2	0.8	肌内注射
3	0.3	0.7	肌内注射
4	余量	稀释至 1 mL	肌内注射

五、普鲁卡因过敏试验

普鲁卡因为常用的局部麻醉药,主要用于浸润麻醉、神经阻滞麻醉、蛛网膜下腔阻滞麻醉(腰麻)。偶可发生轻重不一的过敏反应。凡首次应用普鲁卡因,或注射普鲁卡因青霉素者均须做过敏试验。

皮内试验方法:取 0.25%普鲁卡因液 0.1 mL(0.25 mg)做皮内注射,20 min 后观察试验结果。

其他事项同青霉素。

六、碘过敏试验

碘造影剂是临床上常用的 X 线造影剂之一,其不良反应多属过敏反应。为了避免发生过敏反应,凡首次用药者应做过敏试验,结果为阴性时方可进行碘造影检查。

(一)试验方法

1. 口服法

口服 5%~10%碘化钾 5 mL,每日 3 次,共 3 日。观察结果。

2. 皮内注射法

取碘造影剂 0.1 mL 作皮内注射,20 min 后观察结果。

3. 静脉注射法

取碘造影剂 1 mL,从静脉内缓慢注射,5~10 min 后观察结果。在静脉注射造影剂前,必须先行皮内注射术,然后再行静脉注射术,如为阴性方可进行碘剂造影。

(二)结果判断

1. 口服者

口服后有口麻、头晕、心慌、恶心、呕吐、流泪、流涕、荨麻疹等症状为阳性。

2. 皮内注射者

局部有红肿、硬块,直径超过 1 cm 为阳性。

3. 静脉注射者

观察有无全身反应,如有血压、脉搏、呼吸和面色等改变为阳性。有少数患者过敏试验阴性,但在注射碘造影剂时发生过敏反应,故造影时仍需备好急救药品。过敏反应的处理同青霉素。

七、细胞色素 C 过敏试验法

细胞色素 C 为生物氧化过程中的电子传递体,作用与辅酶相似,在酶的存在下,对组织的氧化还原具有迅速的酶促作用。当组织缺氧时，细胞通透性增高，细胞色素 C 可进入脑细胞内，起到矫正细胞呼吸与促进代谢的作用。由于该药可发生过敏反应，使用前须做过敏试验，试验结果呈阳性者禁用。

（一）试验方法

1. 皮内试验法

取细胞色素 C（每 1 mL 含 7.5 mg）0.1 mL 加生理盐水至 1 mL。此时每 1 mL 含细胞色素 C 0.75 mg，皮内注射 0.1 mL（含细胞色素 C 0.075 mg）。

2. 划痕法

在前臂掌侧下段，用 75% 乙醇消毒，用原药液（每 1 mL 含细胞色素 C 7.5 mg）1 滴，滴于皮肤上，用无菌针头划二道长约 0.5 cm 的划痕，深度以能使划痕表皮微量出血即可。

（二）结果判断

1. 皮内试验法

20 min 后如出现局部发红、直径大于 1 cm，有痒感者为阳性。

2. 划痕法

20 min 后检查结果，红晕直径 1 cm 以上或肿胀直径在 0.7 cm 以上为阳性。

【思考题】

一、名词解释

1. 注射给药
2. 皮内注射法
3. 动脉注射法

二、选择题

1. 当皮试结果为阳性，可实行脱敏注射的药物是（　　　）。

　　A. 青霉素　　　　　　　　　　　B. 链霉素

　　C. 头孢菌素　　　　　　　　　　D. 破伤风抗毒素

　　E. 普鲁卡因

2. 患者男，58 岁，肺炎行青霉素治疗，评估时下列哪种情况不能进行青霉素皮试？（　　　）

　　A. 未曾使用过青霉素　　　　　　B. 停药 5 d 后再次使用青霉素

　　C. 曾使用青霉素发生过敏反应　　D. 曾使用青霉素但未发生过敏反应

　　E. 曾使用链霉素但未发生过敏反应

3. 刘女士，36 岁，发热、咳嗽 3 d，胸部 X 光提示肺炎。医嘱：头孢菌素皮试 st。患者皮试结果为阴性，以下正确的是（　　　）。

A. 皮丘不扩大，周围无红晕，伪足

B. 皮丘不扩大，周围有红晕，伪足

C. 皮丘小于 1 cm，患者感胸闷，头晕

D. 皮丘隆起，出现红晕硬块，有痒感

E. 皮丘无改变，周围不红肿，无自觉症状

4. 患者男，23 岁，诊断"肺结核"，准备用异烟肼、利福平、链霉素联合治疗，行链霉素皮试后 15 min，患者出现头晕眼花，呼吸困难，心慌不适。首先采取的措施是（   ）。

A. 心理护理
B. 立即进行抢救

C. 在病历本上注明（＋）
D. 继续观察，等皮试结果

E. 告知患者家属不能再用链霉素

三、简答题

1. 简述青霉素过敏性休克的急救措施。

2. 患者，女，53 岁，静脉注射 50%葡萄糖，推注过程中患者主诉疼痛，局部肿胀，试吸无回血。请问：

（1）发生什么情况？

（2）如何处理？

（3）还有哪些原因可引起静脉注射失败？

（杨　翔）

第三章

静脉输液及输血

静脉输液和静脉输血是临床治疗和抢救的重要措施。在疾病和创伤时，易发生水、电解质及酸碱平衡紊乱。通过静脉输液和输血，能够迅速有效地纠正机体因各种原因导致的水、电解质及酸碱平衡紊乱，补充血容量，改善微循环，维持血压；还可以通过静脉输注药物，达到治疗疾病的目的。静脉输液和输血是临床常用的具有专业性和技术性的治疗方法，该项专业技术掌握的熟练程度直接关系到临床抢救、治疗工作的及时实施与患者疾病的康复。因此，护理人员必须熟练掌握输液和输血的理论知识及操作技能，遵守各项操作规程，以满足患者治疗和安全的需要。

第一节　静脉输液法

静脉输液（intravenous infusion）是利用大气压和液体静压形成的输液系统内压高于人体静脉压的原理，将大量的无菌溶液或药物直接输入静脉的治疗方法。

一、静脉输液的目的及常用溶液

（一）静脉输液的目的

（1）补充水分及电解质，维持水、电解质及酸碱平衡。常用于各种原因如腹泻、剧烈呕吐、禁食等引起脱水、酸碱平衡紊乱的患者。

（2）增加循环血量，改善微循环，维持血压及微循环灌注量，纠正休克。常用于休克、大出血（产后、肝脾破裂、消化道溃疡等）、严重烧伤等患者。

（3）补充营养，促进组织修复，增加体重，维持正氮平衡。常用于慢性消耗性疾病，胃肠道吸收障碍及不能经口进食（昏迷、口腔疾患、早产儿、精神病拒绝进食）的患者。

（4）输入药物，治疗疾病。常用于各种中毒、感染，脑及各种组织水肿以及各种需经静脉输入药物的治疗。

（二）晶体溶液

晶体溶液（crystalloid solution）分子量小，在血管内存留时间短，故主要维持细胞内外水分的相对平衡。临床常用的晶体溶液及其作用：

1. 葡萄糖溶液

用于补充水分和热量，减少组织分解，防止酮体产生，减少蛋白消耗及促进钠（钾）离子进入细胞内。常用的溶液有 5%葡萄糖溶液和 10%葡萄糖溶液。5%葡萄糖溶液为等渗溶液，10%葡萄糖虽然为高渗溶液，但输入人体后迅速分解，一般不产生提高血浆渗透压和利尿的作用，故均为无张力溶液。

2. 等渗电解质溶液

用于补充水分和电解质，维持体液和渗透压平衡。能够有效维持体液容量和渗透压平衡。常用的溶液有 0.9%氯化钠溶液（生理盐水）、5%葡萄糖氯化钠溶液和复方氯化钠溶液（林格氏等渗溶液）等。使用何种溶液补液取决于患者的原发病及并发症、化验结果、所选择药物的要求等。

3. 碱性溶液

用于纠正酸中毒，调节酸碱平衡。常用的溶液有碳酸氢钠溶液和乳酸钠溶液。

（1）碳酸氢钠溶液：碳酸氢钠进入人体后，解离成钠离子和碳酸氢根离子，碳酸氢根离子与体液中过剩的氢离子结合生成碳酸，使血 pH 值升高，从而纠正酸中毒。此外，碳酸氢钠还可以直接提高血中二氧化碳结合力。其优点为补碱迅速，且不易加重乳酸血症。但碳酸氢钠在中和酸以后生成的碳酸，需以二氧化碳的形式经肺呼出，因此对于呼吸功能不全的患者，不能使用该种溶液。临床常用 5%和 1.4%的碳酸氢钠溶液。

（2）乳酸钠溶液：乳酸钠在人体中可解离为钠离子和乳酸根离子，钠离子与碳酸氢根结合形成碳酸氢钠，乳酸根离子与氢离子生成乳酸。高钾血症伴酸中毒时，乳酸钠可纠正酸中毒并使钾离子自血及细胞外液进入细胞内。因为乳酸主要在肝及肾脏代谢，所以休克、肝肾功能不全、缺氧、右心衰竭的患者或新生儿不宜使用乳酸钠溶液，以防加重乳酸血症。临床常用 11.2%和 1.87%的乳酸钠溶液。

4. 高渗溶液

用于利尿脱水，可以迅速提高血浆渗透压，回收组织水分进入血管内，消除水肿。同时可降低颅内压，改善中枢神经系统的功能。常用的溶液有 20%甘露醇、25%山梨醇和 25% ~ 50%葡萄糖溶液。甘露醇能提高肾小管内液渗透浓度，减少肾小管对水及其他溶质的重吸收，因此能利尿脱水。甘露醇遇冷易结晶，所以用药前要仔细检查有无结晶析出，若有，可置于热水中或较高室温下摇动，待其完全溶解后再使用。山梨醇用于治疗脑水肿及青光眼，也可用于心肾功能正常的水肿少尿。

（三）胶体溶液

胶体溶液（colloidal solution）分子量大，在血管内存留时间长，能有效维持血浆胶体渗透压，增加血容量，改善微循环，具有提高血压及抗休克的作用。临床常用的胶体溶液及其作用：

1. 右旋糖酐

为水溶性多糖类高分子聚合物，能提高血浆胶体渗透压，增加血浆容量和维持血压，阻止红细胞及血小板聚集，降低血液的黏稠度。常用溶液有中分子右旋糖酐和低分子右旋糖酐。中分子右旋糖酐主要作用为提高血浆胶体渗透压，扩充血容量；低分子右旋糖酐主要作用为降低血液黏稠度、改善微循环和抗血栓形成。

2. 代血浆

代血浆是一种分子量接近血浆白蛋白的胶体溶液，输入人体后在血管内存留时间较长，无抗原性，作用与低分子右旋糖酐相似，扩容效果良好，输入后依赖其胶体渗透压而起到代替和扩充血容量的作用，急性大出血时可与全血共用，现在临床广泛使用。常用溶液有羟乙基淀粉（706代血浆）、氧化聚明胶、聚乙烯吡咯酮（PVP）等。

3. 血液制品

输入后能提高血浆胶体渗透压，增加循环血容量，补充蛋白质和抗体，有助于组织修复和提高机体免疫力。常用的血液制品有血浆蛋白和5%白蛋白等。

（四）静脉高营养液

不能经消化道供给营养或营养摄入不足者都可用静脉插管输注静脉高营养液，以补充热量，维持正氮平衡，供给各种维生素和矿物质。成分主要包括氨基酸、脂肪酸、维生素、矿物质、高浓度葡萄糖或右旋糖酐以及水分。常用的静脉高营养液有复方氨基酸注射液、脂肪乳注射液等。复方氨基酸注射液是由18种氨基酸配置而成的灭菌水溶液，用于蛋白质摄入不足、吸收障碍等氨基酸不能满足机体代谢需要的患者，也可用于改善手术后患者的营养状况。脂肪乳注射液为白色不透明的静脉输注用脂肪乳剂，含有精制卵磷脂乳化的精制大豆油，其中大约60%的脂肪酸是必需氨基酸，每升该注射液能提供 4.60×10^6 J 的热量，是一种很有价值的能量补充剂。

二、临床补液原则

输入溶液的种类和量应根据患者体内水、电解质及酸碱平衡紊乱的程度来确定，通常遵循以下原则：

1. 先晶后胶、先盐后糖

患者发生脱水时，首先要迅速恢复血容量，改善周围循环和肾功能，其次是纠正电解质及酸碱平衡紊乱。一般是晶体、胶体并用，先输入一定量的晶体溶液维持细胞内外水分的平衡，扩充血容量，既可改善血液的浓缩状态，又改善了微循环，保证细胞的功能。但晶体溶液扩容时间短，而胶体溶液扩容时间持久，所以要尽快补充胶体溶液。需要快速补液时，盐类溶液可以最快速度输入，而且可以同时开放多个静脉通道进行扩容，而糖类溶液如果点滴速度过快会导致应激性低血糖，速度过慢会影响抢救时间。

2. 先快后慢

早期输液速度应快，以初步纠正水、电解质及酸碱失衡，待病情基本稳定后逐步减慢输液速度，一般在开始的 4~8 h 内输入补液总量的 1/3~1/2，余量在 24~48 h 内补足。根据药物的性质、患者的病情、年龄以及心肺肾功能调节输液速度。

3. 宁少勿多

一般先初步纠正失液，然后 1~2 d 内继续补液直至完全纠正。监测每小时尿量和尿比重，估计补液量是否足够。当每小时尿量为 30~40 mL，比重为 1.018 时，说明补液量恰当。

4. 补钾"四不宜"

输液后，患者尿量增加到 40 mL/h 时，需要适当补钾。补钾应遵循"四不宜"原则：不宜过浓（浓度不超过 0.3%），不宜过快（不超过 20~40 mmol/h），不宜过多（每日补钾量成人一般不超过 5 g，小儿不超过 0.3 g/kg），不宜过早（见尿后补钾，一般以尿量超过 40 mL/h 或 500 mL/d 方可补钾）。输液过程中严格掌握输液速度，随时观察患者的反应，并根据患者的病情变化及时做出相应的调整。

三、常用输液部位

静脉输液时应根据患者的病情缓急、年龄、神志、体位、病情状况、病程长短、输液时间、静脉情况、所输药物的性质和量、即将进行的手术部位及合作程度等情况来选择穿刺的部位。常用的输液部位有：

1. 周围浅静脉

周围浅静脉是指分布于皮下的肢体末端的静脉。上肢常用的浅静脉有肘正中静脉、头静脉、贵要静脉、手背静脉网。成人患者输液的常用浅静脉是手背静脉网；肘正中静脉、贵要静脉和头静脉可以用来采集血标本、静脉推注药液或作为经外周中心静脉置管（peripherally inserted central venous catheters，PICC）的穿刺部位。

下肢常用的浅静脉有大隐静脉、小隐静脉和足背静脉网。下肢的浅静脉有静脉瓣，容易形成血栓，且有增加静脉栓塞和血栓性静脉炎的危险，所以不作为静脉输液时的首选部位，小儿可选用足背静脉。

2. 头皮静脉

小儿头皮静脉分布较多，静脉之间交错成网，且表浅易见，不宜滑动，利于固定，适合小儿的静脉输液。选择头皮静脉输液能有效防止患儿因四肢随意活动而致使针头从血管内滑出。较大的小儿头皮静脉有颞浅静脉、额静脉、枕静脉和耳后静脉。

3. 颈外静脉和锁骨下静脉

需要长期持续输液或需要静脉高营养的患者多选择此部位。此静脉管径粗、不宜塌陷，硅胶管插入后保留时间长。

四、常用静脉输液法

（一）周围静脉输液法

【目　的】

（1）补充水分及电解质，维持和调节体内水、电解质和酸碱平衡。

（2）补充营养，供给热能。

（3）输入药物，控制感染，治疗疾病。

（4）补充血容量，维持血压，改善微循环。

【操作前准备】

1. 评估患者

（1）患者的年龄、病情、治疗情况、心肺功能、肢体活动度以及合作程度等情况；患者静脉及穿刺部位皮肤状况，有无破损、皮疹、感染等。

（2）患者的心理状态、对输液相关知识的认知度以及合作程度。

2. 患者准备

（1）患者了解静脉输液的目的、操作过程及配合要点等相关知识。

（2）输液前排尿或排便。

（3）取舒适卧位。

3. 操作者准备

着装整洁，修剪指甲，洗手，戴口罩。

4. 用物准备

（1）治疗车上层。

治疗盘内放置以下物品：输液溶液及药物（按医嘱备）、加药用注射器及针头、砂轮、无菌纱布、消毒止血带、胶布及输液贴、开瓶器、棉签、消毒液（0.5%碘伏或 75%酒精）、输液卡、瓶套、输液架、输液器一套，必要时备小夹板及绷带。

治疗盘外放置以下物品：小垫枕、治疗巾、弯盘、快速护肤手消毒液、笔、有秒针的表。

（2）治疗车下层：锐器收集盒、生活垃圾桶、医用垃圾桶（内置一次性黄色垃圾袋）。

（3）静脉留置输液者需另备静脉留置针一套、封管液（无菌生理盐水或稀释肝素溶液）、静脉帽、无菌手套。

5. 环境准备

安静、安全、整洁、舒适。

【操作步骤】

步　骤	要点与说明
▲ 头皮针静脉输液法	
1. 洗手、戴口罩	● 严格执行查对制度和无菌技术操作原则
2. 核对检查	
（1）根据医嘱，核对药名、浓度、剂量、有效期	
（2）检查药液的质量	● 检查瓶口有无松动，瓶身有无裂痕，将输液瓶（袋）上下摇动，对光检查药液有无变色、沉淀、杂质、絮状物及结晶等
3. 根据医嘱填写输液贴并倒贴于输液瓶（袋）上	● 注意输液贴不能覆盖输液瓶（袋）原有的标签
4. 加药	
（1）套上瓶套	
（2）开启瓶盖，常规消毒瓶塞	● 消毒范围至瓶盖下端瓶颈部
（3）遵照医嘱加入药物	● 按照医嘱及药物的性质、患者的病情及药物的半衰期等合理分配用药及安排输液顺序，并注意配伍禁忌
5. 连接输液器	
（1）检查输液器并打开	● 检查输液器的有效期，包装有无破损
（2）将输液管针头插入瓶塞至针头根部，关闭调节器	● 插入时注意保持无菌
6. 备齐用物，推车入病房	
7. 核对患者床号、姓名，解释并消毒手，嘱患者排尿	● 再次核对，防止差错事故发生 ● 向患者解释，缓解其焦虑情绪，取得其配合，并避免输液后如厕不方便
8. 准备输液敷贴，排气	
（1）将输液瓶（袋）倒挂于输液架上	
（2）倒置茂菲滴管，打开调节器，待滴管内液面达到 1/3～1/2 时，迅速转正茂菲滴管，使药液下降，逐渐充满导管，排尽空气，关闭调节器，并对光检查（图 3-1）	● 排尽空气，防止发生空气栓塞 ● 对光检查输液管内有无小气泡，若有小气泡，可以向上轻弹输液管，使小气泡进入茂菲滴管内
9. 协助患者取舒适体位，选择静脉	● 对需长期静脉输液者，要注意保护和合理使用静脉，一般遵循从远心端到近心端穿刺的原则

步　骤	要点与说明
10. 将小垫枕放在输液肢体下，铺治疗巾，在穿刺点上方 6 cm 处扎止血带	● 注意止血带的尾端向上，防止污染消毒过的穿刺点 ● 止血带的松紧以能阻断静脉血流而不阻断动脉血流为宜 ● 若静脉充盈不良，可以按摩血管，嘱患者反复松拳握拳几次，用温水洗手等
11. 按常规消毒穿刺点皮肤，待干	● 消毒面积大于 5 cm×5 cm
12. 二次核对	● 操作中执行三查七对，安全给药
13. 静脉穿刺	
（1）二次排气	● 确保穿刺前滴管下端输液管内无气泡
（2）取下护针帽，嘱患者握拳，绷紧皮肤，以 15°～30°沿按静脉走向穿刺，见回血后，将针头放平并平行送入血管少许	● 按静脉走行进针，防止刺破血管 ● 见回血后再进针使针尖斜面完全进入血管，防止药物渗漏
14. 固　定	
（1）嘱患者松拳，松开止血带，打开调节器	
（2）固定好针柄，待液体滴入通畅，患者无不适后，用输液贴固定针柄，用无菌纱布固定针眼，再将针头附近的输液管环绕后固定（图 3-2）	● 覆盖穿刺部位以防止感染 ● 必要时，使用小夹板和绷带固定关节，防止针头脱落
15. 根据药物的性质、患者的病情及年龄调整输液速度	● 通常情况下，输液速度为成人 40～60 滴/min，儿童 20～40 滴/min ● 严格掌握输液的速度：对有心、肺、肾疾病的患者，老年、婴幼儿及输注高渗液体、含钾液体、催产素及升压药者，要遵照医嘱适当减慢滴速，对严重脱水但心肺功能良好者可适当调快滴速
16. 再次核对	● 操作后查对，确保无误
17. 操作后处理	
（1）取出止血带、治疗巾和小垫枕，协助患者取舒适体位	● 注射部位暴露在外，以便观察
（2）将呼叫器置于患者易取之处，对患者及其家属交代注意事项	● 不可随意调整滴速，注意保护输液部位，不要按压扭曲输液管；如有输液部位肿胀、疼痛或全身不适及时报告
（3）整理床单位	
（4）整理输液用物，洗手，记录	● 在输液卡上注明输液的时间、滴速、患者的全身及局部状况，并签上全名

步　骤	要点与说明
18. 输液过程中加强巡视，倾听患者主诉，观察输液是否通畅及患者的穿刺局部和全身情况	● 观察患者有无输液反应、滴速是否合适及液体渗漏现象 ● 药液滴尽前按需要及时更换液体或拔针，严防造成空气栓塞
19. 在第一瓶液体输完前，开始准备第二瓶液体，常规检查消毒第二瓶液体，从第一瓶液体拔出输液管针头插入第二瓶液体中	● 更换液体后，检查茂菲滴管内液面高度是否合适，输液管中是否有气泡，待点滴通畅后方可离去 ● 若输液时间超过 24 h，要每日更换输液器； ● 更换时，注意无菌操作
20. 输液完毕的处理 （1）确定药液全部输入完毕后，关闭调节器，轻揭输液贴，用无菌干棉签或无菌输液敷贴覆盖穿刺点上方，快速拔针，局部按压至无出血为止	● 要先拔针后按压，防止按压着拔针，造成血管内壁损伤和增加患者疼痛 ● 有凝血机制障碍的患者，要适当延长按压时间； ● 切忌按压同时按揉血管
（2）协助患者活动穿刺端肢体，并取舒适卧位 （3）整理床单位 （4）洗手，记录	● 严禁从静脉输液的肢体抽取血液进行化验或测量血压 ● 在输液本上注明输液的总量、所用时间、滴速、患者的全身及局部状况，并签上全名
▲　静脉留置针输液法	● 保护静脉，减少穿刺次数，并减少穿刺给患者带来的痛苦，适用于需长期输液或静脉穿刺较困难的患者
1. 同头皮针静脉输液法 1~9	
2. 检查并打开静脉留置针及静脉帽或可来福接头外包装，将静脉帽或可来福接头对接在留置针的侧管上，将输液器与静脉帽或可来福接头连接	● 连接时注意严格无菌操作 ● 检查有效期及外包装有无破损
3. 打开调节器，进行排气，关闭调节器，将留置针放回留置针盒内	
4. 将小垫枕放在输液肢体下，铺治疗巾，在穿刺点上方 10 cm 处扎止血带	● 同头皮针静脉输液法
5. 按常规消毒穿刺点皮肤，待干，备胶贴及透明胶贴，并将穿刺日期和时间写于透明胶贴上	● 消毒面积大于 5 cm×5 cm ● 标记日期和时间，为更换套管针提供依据 ● 操作中执行三查七对，安全给药
6. 二次核对	
7. 静脉穿刺 （1）取下外套管保护帽，旋转松动外套管	● 防止交叉感染，做好职业防护 ● 便于置管和拔除针芯，确保穿刺成功

步　骤	要点与说明
（2）嘱患者握拳，绷紧皮肤，使针头与皮肤呈15°~30°，在血管的上方，按静脉走向穿刺，见回血后放平针翼，将针头平行送入血管约 0.2 cm	● 防止针芯刺破血管
（3）左手持 Y 接口，右手后撤针芯约 0.5 cm，持针座将针芯与外套管全部送入静脉内	● 确保外套管在血管内
（4）将针芯全部撤出，放于锐器收集盒中	● 避免将外套管带出 ● 将针芯放入锐器收集盒中，防止刺伤
8. 固定留置针 （1）嘱患者松拳，松开止血带，打开调节器 （2）用无菌透明敷贴以穿刺点为中心，对留置针管作密闭式固定，用透明胶贴固定三叉接口，再用胶贴固定插入静脉帽内的输液器针头及输液管（图 3-3）	● 固定牢固，避免过松或过紧 ● 用无菌透明敷贴可避免穿刺点及周围皮肤被污染，且便于观察穿刺点的情况
9. 根据药物的性质，患者的病情及年龄调整输液速度	
10. 再次核对	● 操作后查对，确保无误
11. 操作后处理 （1）取出止血带、治疗巾和小垫枕，协助患者取舒适体位 （2）将呼叫器置于患者易取之处，对患者及其家属交代注意事项 （3）整理床单位 （4）整理输液用物，洗手，记录	● 注射部位暴露在外，以便观察 ● 不可随意调整滴速，注意保护输液部位，不要按压扭曲输液管 ● 在输液卡上注明输液的时间、滴速、患者的全身及局部状况，并签上全名
12. 输液完毕，需要封管 （1）拔出输液器针头，常规消毒静脉帽胶塞 （2）用注射器向静脉帽注入封管液	● 封管可以保持输液管道的通畅，并可将残留的刺激性药液冲入血管，避免局部血管受到刺激 ● 若使用可来福接头，则不需封管 ● 一边推注一边拔出针头，直至针头完全退出为止，确保正压封管 ● 常用的封管液体有：无菌生理盐水，每次用 5~10 mL，每隔 6~8 h 重复冲管一次；稀释肝素溶液，每毫升生理盐水含肝素 10~100 U，每次用 2~5 mL ● 正确的封管是留置针留置成功的关键，对延长留置时间、减少并发症有重要作用

步　　骤	要点与说明
13. 再次输液	● 患者使用静脉留置针的,应注意观察局部静脉有无红、肿、热、痛等不适情况,留置针尽量避免在下肢远端使用,同时要严格掌握留置时间,一般留置针可保留 3～5 d,最好不超过 7 d
(1)常规消毒静脉帽胶塞	
(2)将静脉输液针头插入静脉帽内完成输液	
14. 输液完毕	
(1)关闭调节器	
(2)轻轻揭开胶贴及无菌胶贴	
(3)用无菌干棉签或无菌棉球覆盖穿刺点上方,快速拔出套管针,局部按压至无出血为止	● 要先拔针后按压,防止按压着拔针,造成血管内壁损伤和增加疼痛 ● 有凝血机制障碍的患者,要适当延长按压时间 ● 切忌按压同时按揉血管
(4)协助患者适当活动穿刺端肢体,取舒适卧位	
(5)整理床单位	● 用过的物品必须严格按照消毒技术规范要求处理
(6)整理输液用物,洗手,记录	● 在输液本上注明输液的总量、所用时间、滴速、患者的全身及局部状况,并签上全名

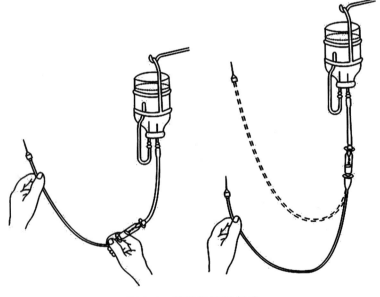

图 3-1　静脉输液排气法

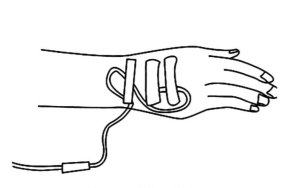

图 3-2　胶布固定法

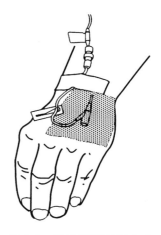

图 3-3　静脉留置针固定法

【操作后评价】

（1）护患沟通有效，患者和家属能理解静脉输液的目的、意义，并能主动配合。

（2）操作过程中严格无菌操作，任何环节未造成污染。

（3）能积极巡视患者输液情况，患者穿刺部位皮肤无肿胀、青紫，无全身不良反应。

（4）患者的心情放松，无紧张焦虑。

【健康教育】

（1）针对可能造成的后果向患者及其家属解释不能随意调整滴速的原因，以免发生意外。

（2）向患者及家属讲解输液瓶（袋）不可低于穿刺点位置，以防止回血，不可过度牵拉输液管。

（3）若发生液体渗漏，可使用硫酸镁湿敷或生土豆片敷贴，减轻局部疼痛和肿胀。

【知识链接】

静脉留置针的类型和组成

目前，临床所用静脉留置针主要有封闭式套管针及头皮式套管针。封闭式套管针由 4 部分组成：① 穿刺针：位于外套管内，针尖锋利。② 针翼：宽大、平坦、柔软的双翼，便于操作和固定。③ 延长管：穿刺时从延长管处能看到回血；加药及更换输液器时，远离穿刺点，减少血管内导管的移动，减少对血管内膜的损伤。④ 针尾：形成密闭式输液系统，退针芯时避免血液外溢；三叉尾部相当于三通，方便多次给药、多组补液。头皮式套管针由三部分组成：① 穿刺针：侧孔针芯，有利于及早判断穿刺是否成功。② 针翼：单翼，操作简便。③ 延长管：配有肝素（静脉）帽，避免血液外漏造成污染。

来源：余宁先. 静脉留置针的临床应用概述[A]//全国静脉输液讲习班暨研讨会论文汇编[C]，1999 年.

（二）中心静脉输液法

中心静脉置管输液的途径有多种，如经股静脉穿刺的下腔静脉置管、经颈外或颈内静脉穿刺的上腔静脉置管、经锁骨下静脉穿刺的上腔静脉置管、经外周静脉的中心静脉导管输液法等。现介绍几种临床常用的中心静脉输液法。

1. 颈外静脉穿刺置管输液法

颈外静脉是颈部最大的浅静脉，由下颌后静脉和耳后静脉汇合形成，在下颌角后方垂直下降，越过胸锁乳突肌后缘，于锁骨上方穿过深筋膜，最后汇入锁骨下静脉，颈外静脉位于颈外侧皮下，位置表浅且较固定。因此，此静脉常作为中心静脉穿刺的部位。

【目　的】

（1）测量中心静脉压，用于周围循环衰竭的危重患者。

（2）长期静脉内滴注高浓度、有刺激性的药物，如经静脉输注营养液、化疗等。

（3）长期输液，周围静脉不宜穿刺的患者。

【操作前准备】

（1）评估患者。

① 患者的年龄、病情、治疗情况、心肺功能、肢体活动度以及合作程度等情况；患者颈静脉及穿刺部位皮肤的状况，有无破损、皮疹、感染等。

② 患者的心理状态、对颈外静脉穿刺置管输液法相关知识的认知度以及合作程度。

（2）患者准备。

① 患者了解颈外静脉穿刺置管输液法的目的、操作过程及配合要点等相关知识。

② 取舒适卧位。

（3）操作者准备。着装整洁，修剪指甲，洗手，戴口罩。

（4）用物准备。同密闭式输液法。此外需另外准备：

① 颈外静脉无菌穿刺包：内装穿刺针 2 只（长约 6.5 cm，内径 2 mm，外径 2.6 mm）、硅胶管 2 根（长 25～30 mm，内径 1.2 mm，外径 1.6 mm）、5 mL 和 10 mL 注射器各 1 个、6 号针头 2 个、平针头 1 个、镊子、纱布 2～4 块、洞巾、弯盘。

② 1%普鲁卡因注射液、0.4%枸橼酸钠生理盐水、无菌手套、无菌生理盐水、宽胶布、5 mL 注射器 1 个。

（5）环境准备。关闭门窗，调节室内温度、湿度，室内空气消毒。

【操作步骤】

（1）同密闭式输液法 1～9。

（2）协助患者去枕平卧，将头部移向床边并偏向对侧，肩下垫一薄枕，使患者头低肩高，颈部伸展平直，充分暴露穿刺部位。

（3）术者立于穿刺部位对侧或头顶侧，选择穿刺点（取下颌角和锁骨上缘中点连线之上 1/3 处，颈外静脉外缘为穿刺点）（图 3-4 ）。

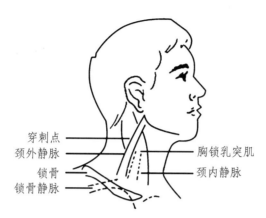

穿刺点
颈外静脉
锁骨
锁骨静脉
胸锁乳突肌
颈内静脉

图 3-4　颈外静脉穿刺点示意图

（4）助手协助常规消毒皮肤，打开穿刺包，戴无菌手套，铺洞巾。由助手协助，术者用 5 mL 注射器抽吸 1%普鲁卡因在穿刺部位行局部麻醉，用 10 mL 注射器吸取生理盐水，以平针头连接硅胶管，排尽空气备用。

（5）助手以手指按压颈静脉三角处，阻断血流使静脉充盈。术者左手绷紧穿刺点皮肤，右手持穿刺针与皮肤呈 45° 角进针，入皮后呈 25° 角沿静脉方向穿刺。见回血后，用一手拇指按住针栓孔，另一手持备好的硅胶管快速由针孔送入 10 cm 左右。插管时由助手一边抽回血一边缓慢注入生理盐水。

（6）确定硅胶管在血管内后，退出穿刺针。退针时，一手固定硅胶管使其勿脱出，再次抽回血检查是否在血管内，确定无误后移去洞巾，接上输液器输入液体。

（7）用无菌敷贴覆盖穿刺点并固定硅胶管。再次消毒穿刺点后覆盖无菌纱布并用胶布固定。硅胶管与输液管接头处用无菌纱布包扎并固定在颌下。根据患者的年龄、病情，滴入药物的性质调节滴速。

（8）暂停输液时，用 0.4%枸橼酸钠生理盐水 1～2 mL 或肝素稀释液 2 mL 注入硅胶管内，用无菌静脉帽塞住针栓孔，再用安全别针固定在敷料上。

（9）每天更换穿刺点敷料，用 0.9%过氧乙酸溶液擦拭消毒硅胶管（酒精可使橡胶管老化），常规消毒局部皮肤，仍以消毒纱布覆盖。如需再次输液，取下静脉帽，消毒针栓孔，接上输液器即可。

（10）停止置管时，注射器接在硅胶管末端，边抽吸边拔出硅胶管，按压局部数分钟后，用 75%乙醇消毒穿刺点，无菌纱布覆盖。

【注意事项】

（1）严格执行无菌技术操作和查对制度，严防感染及差错事故的发生。

（2）穿刺部位的选择不可过低，以防损伤锁骨下胸膜及肺尖。

（3）若颈外静脉插管插入过深，会难以通过锁骨下静脉与颈外静脉汇合角处，此时可牵拉颈外静脉汇合角使其变直；如果导管仍难以通过，则停止插入导管，并轻轻退出少许，在此固定输液，防止盲目插入，导管在血管内打折。若导管质硬，可能会刺破血管发生意外。

（4）输液过程中加强巡视，若发现硅胶管内有回血，应立即用 0.4%枸橼酸钠生理盐水冲洗，防止形成血块阻塞硅胶管。若硅胶管内出现血凝块，应用注射器将血块抽出，切忌将血块推入血管内，造成栓塞。

（5）导管外敷料每日更换一次，更换敷料时，注意观察穿刺点周围皮肤有无红肿，一旦发生炎症，要做相应处理。

（6）停止输液，拔管时动作要轻，避免折断硅胶管。

【操作后评价】

（1）护患沟通有效，患者和家属能理解颈外静脉穿刺置管输液法的目的、意义，并能主动配合。

（2）患者的病情有好转，且穿刺部位皮肤无肿胀、青紫。

（3）患者的心情放松，无紧张、焦虑。

【健康教育】

（1）向患者及其家属解释不能随意调整滴速的原因，以免发生意外。

（2）向患者及家属讲解不可过度牵拉硅胶管，以防止脱出。

2. 锁骨下静脉穿刺置管输液法

锁骨下静脉自第一肋外缘处续于腋静脉，位于锁骨后下方，向内至胸锁关节后方与颈内静脉汇合成无名静脉，左右无名静脉汇合成上腔静脉入右心房。此静脉较粗大，成人粗如拇指，位置虽不很表浅，但常处于充盈状态，周围还有结缔组织固定，使血管不易塌陷，也较易穿刺，硅胶管插入后可以保留较长时间（图3-5）。此外，锁骨下静脉距离右心房较近，血量多，当输入大量高浓度或刺激性较强的药物时，注入的药物被迅速稀释，减少对血管壁的刺激。

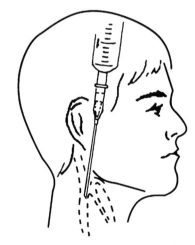

图 3-5　锁骨下静脉穿刺点示意图

【目　的】

（1）为长期不能进食或丢失大量液体，如食道手术后、食道严重烧伤等患者，大量补充高热量、高营养液体及电解质。

（2）为各种原因所致大出血的患者，迅速输入大量液体，以纠正血容量不足或升高血压。

（3）较长时间接受化疗，如长期输入刺激性较强的抗癌药物。

（4）需测定中心静脉压或需要紧急放置心内起搏导管的患者。

【操作前准备】

（1）评估患者。

① 患者的年龄、病情、治疗情况、心肺功能、肢体活动度以及合作程度等情况；患者锁骨下静脉及穿刺部位皮肤的状况，有无破损、皮疹、感染等。

② 患者的心理状态、对锁骨下静脉穿刺置管输液法相关知识的认知度以及合作程度。

（2）患者准备。

① 患者了解锁骨下静脉穿刺置管输液的目的、操作过程及配合要点等相关知识。

② 取舒适卧位。

（3）操作者准备：着装整洁，修剪指甲，洗手，戴口罩。

（4）用物准备：同密闭式输液法。此外需另外准备：

① 锁骨下静脉无菌穿刺包：穿刺针2个、硅胶管2条、射管水枪1个、5 mL注射器、8~9号平针头2个、无菌巾2块、镊子、结扎线、纱布2块、弯盘。

② 1%普鲁卡因注射液、0.4%枸橼酸钠生理盐水、无菌手套、1%甲紫、宽无菌敷贴。

（5）环境准备。关闭门窗，调节室内温度、湿度，室内空气消毒。

【操作步骤】

（1）同密闭式输液法1~9。

（2）协助患者去枕平卧，一侧上肢放于体侧，略向上提肩，使锁骨与第一肋间的间隙张开便于进针，头稍偏向对侧，肩下垫一薄枕，使患者头低肩高，充分暴露穿刺部位。

（3）术者立于床头，选择穿刺点（胸锁乳突肌的外侧缘与锁骨形成夹角的平分线上，距离顶点0.5~1 cm处）（图3-6），用1%甲紫溶液标记进针点及胸锁关节，以免铺洞巾后不易找到穿刺点及进针方向。

（4）助手协助常规消毒皮肤，打开穿刺包，戴无菌手套，铺洞巾。准备好射管水枪及硅胶管，并抽吸0.4%枸橼酸钠生理盐水，连接穿刺针头备穿刺射管用。

（5）由助手协助，术者用5 mL注射器抽吸1%普鲁卡因于事先标记的进针点行局部麻醉。

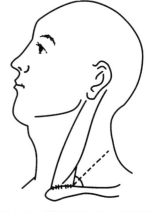

**图3-6　锁骨下静脉穿刺置管
输液法的穿刺点**

（6）针尖指向胸锁关节，进针角度30°~40°，紧靠胸锁内下缘徐徐推进，可避免穿破胸膜及肺组织而引起气胸。边进针边抽回血，试穿锁骨下静脉，以探测进针的方向、角度与深度。通过胸锁筋膜有落空感时，继续进针，直至穿刺成功。

（7）术者持射管水枪，按照试穿的方向刺入锁骨下静脉，边进针边抽回血，若抽出暗红色血液，表明进入锁骨下静脉，此时应停止进针。按住水枪的圆孔和硅胶管末端，快速推动活塞，硅胶管即随液体进入锁骨下静脉。压住穿刺针顶端，将针退出。待针头退出皮肤后，将硅胶管轻轻从水枪中抽出。

（8）将已备好的输液器导管连接平针头，插入硅胶管内，进行静脉输液。结扎硅胶管，在距离穿刺点 1 cm 处，将硅胶管缝合固定在皮肤上，用无菌纱布覆盖，并予以固定。根据患者病情、年龄、药液的性质调整输液速度。

（9）停止输液时，用 0.4%枸橼酸钠生理盐水 1~2 mL 或肝素稀释液 2 mL 注入硅胶管进行封管，用无菌静脉帽塞住针栓孔，再用无菌纱布覆盖固定。再次输液时，打开小塞，消毒针栓孔，接上输液装置即可。

（10）停止置管时，硅胶管末端接上注射器，边抽吸边拔出硅胶管，局部加压数分钟，用 75%乙醇消毒穿刺点，无菌纱布覆盖。

【注意事项】

（1）严格执行无菌技术操作，严防感染及差错事故的发生。

（2）操作时应准确掌握进针方向，避免过度向外偏移，刺破胸膜造成气胸。因此，射管后应密切观察有无呼吸困难、发绀及呼吸音减低等症状发生。如发现异常，应及时报告医生进行处理。

（3）推针时，切勿来回转动针头，防止针头斜面割断硅胶管。穿刺针未退出血管，不能放松按住水枪圆孔的手指，防止硅胶管吸入。

（4）输液过程中加强巡视，若发现硅胶管内有回血，应立即用 0.4%枸橼酸钠生理盐水冲洗，防止形成血块阻塞硅胶管。若发现硅胶管内有血凝块，应用注射器将血块取出，切忌将血块推入血管内，造成栓塞。由于深静脉置管置入上腔静脉，常为负压，输液时注意输液瓶绝对不能输空，更换导管时应防止空气吸入，以免发生空气栓塞。

（5）导管外敷料一般每日更换一次，更换敷料时，应注意观察穿刺点周围皮肤有无红肿，一旦发生炎症，要做相应处理。

（6）停止输液，拔管时动作要轻，避免折断硅胶管。

【操作后评价】

（1）护患沟通有效，患者和家属能理解锁骨下静脉置管输液的目的、意义，并能主动配合。
（2）患者的病情有好转，且穿刺部位皮肤无肿胀、青紫。
（3）患者的心情放松，无紧张、焦虑。

【健康教育】

同颈外静脉穿刺置管输液法。

虽然中心静脉穿刺置管输液在临床已广泛应用，但由于穿刺置管技术要求较高，特别是锁骨下静脉穿刺有一定难度，故临床一般由麻醉师或有经验的医生及经过专业培训的护士在严格无菌的条件下完成。

3. 经外周中心静脉置管输液法

外周静脉中心静脉置管（PICC）输液法是由周围静脉穿刺置管，并将导管末端置于上腔静脉中下 1/3 或锁骨下静脉进行输液的方法。PICC 能避免多次静脉穿刺，减少患者的痛苦和不适，避免高浓度、强刺激药物与手臂静脉直接接触，加上深静脉血流速度快，可以迅速冲淡药物，减少药物对血管的刺激，能够有效保护上肢静脉，减少静脉炎的发生；长时间留置安全方便，有利于提高患者生活质量。一般静脉留置导管可保留 7 d～1 a。

PICC 置管主要适用于：需要中长期静脉输液，但外周浅静脉条件差，不易穿刺成功者；需要反复输入刺激性药物，如化疗药物；长期输入高渗透性或黏稠度较高的药物，如高糖、脂肪乳、氨基酸等；需要反复输入血液制品，如全血、血浆、血小板等；需要每天多次静脉抽血检查者。但有些患者不能使用 PICC 输液法，如对导管所含成分过敏，既往在预定插管部位有放射性治疗、静脉炎和静脉血栓形成者、穿刺部位有外伤者、血管外科手术者，有感染、皮炎、蜂窝织炎、烧伤等情况的患者。

【目　的】

同"静脉输液目的"外，其他目的有测量中心静脉压等。

【操作前准备】

（1）评估患者。

① 患者的年龄、病情、治疗情况、心肺功能、肢体活动度以及合作程度等情况；患者肘正中静脉、贵要静脉、头静脉及穿刺部位皮肤的状况，有无破损、皮疹、感染等。

② 患者的心理状态、对 PICC 输液法相关知识的认知度以及合作程度。

（2）患者准备。

① 患者了解 PICC 输液法的目的、操作过程及配合要点等相关知识。

② 取舒适卧位。

（3）操作者准备：着装整洁，修剪指甲，洗手，戴口罩。

（4）用物准备：同密闭式输液法。此外需另外准备：

① PICC 穿刺包：可撕开的导入鞘、PICC 硅胶导管（内含亲水性导丝，1.9F 不含）、T型延长管（1.9F 不含）、孔巾及手术方巾、皮肤消毒剂（碘酒、酒精棉棒）、皮肤保护剂、无菌透明贴膜、无菌胶带、测量尺 2 把、止血带、10 mL 注射器（2 支）、2×2 纱布 4 块、4×4 纱布 6 块、镊子与剪刀各 1 把、操作手册、患者教育手册、PICC ID 卡。

② 2 副无菌手套、肝素帽或无针正压接头、稀释肝素液、生理盐水 500 mL。

（5）环境准备：关闭门窗，调节室内温度、湿度，室内空气消毒。

【操作步骤】

（1）同密闭式输液法 1～9。

（2）评估及选择静脉。常选择肘部的贵要静脉、肘正中静脉和头静脉，首选右侧。向患者及其家属告知相关事宜，并签署知情同意书，患者取仰卧位，穿刺侧上肢外展与躯干呈 90°（图 3-7）。

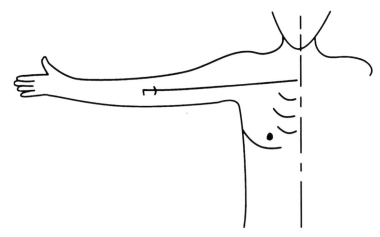

图 3-7　测量导管预置长度

（3）确定穿刺点并测量导管预置长度及臂围，根据上臂皮肤及血管的情况选择穿刺点。自穿刺点到右胸锁关节，向下至第三肋间隙的长度即为预置达上腔静脉的长度，如将此长度减去 2 cm，即为达锁骨下静脉的长度，在肘窝上 9 cm 处测量双臂臂围并记录（图 3-7）。

（4）打开 PICC 无菌包，戴手套，准备肝素帽，抽吸生理盐水。铺无菌巾，将第一块治疗巾垫在患者手臂下，按照无菌原则消毒穿刺点，范围 10 cm×10 cm。先用酒精清洁脱脂，再用碘伏消毒。让两种消毒剂自然干燥。更换无粉无菌手套，再铺第二块治疗巾、孔巾，扩大无菌区，将 PICC 穿刺套件及所需无菌用物置于无菌区域内。

（5）用注满生理盐水的注射器连接"T"型管并冲洗导管，润滑亲水性导丝。撤出导丝至比预计长度短 0.5～1 cm 处。在预计长度处，剪去多余部分并剥开导管护套 10 cm 左右以便应用。

（6）让助手协助系止血带，注意止血带的末端反向于穿刺部位。将保护套从穿刺针上去掉，活动套管。

（7）实施静脉穿刺，将针与皮肤呈 15°～30°进针，一旦有回血，立即放低穿刺角度推入导入针约 0.5～1 cm，确保导引套管的尖端也处于静脉内。送外套管，左手示指固定导引套管避免移位，中指压在套管尖端前端的血管上，减少血液流出。让助手松开止血带，从导引套管中抽出穿刺针。

（8）用镊子夹住导管尖端，将导管逐渐送入静脉，用力要均匀缓慢。当导管进到肩部时，让患者头转向穿刺侧，下颌靠肩以防导管误入颈静脉。

（9）用盛有生理盐水的注射器抽回血，置入导管余 10～15 cm 之后退出套管，指压套管端静脉稳定导管，从静脉内退出套管，使其远离穿刺部位，劈开套管并从置入的导管上剥下，在移去导引套管时要注意保持导管的位置，完全将导管置入预计深度，并达到皮肤参考线。一手固定导管圆盘，一手移去导丝（图 3-8）。

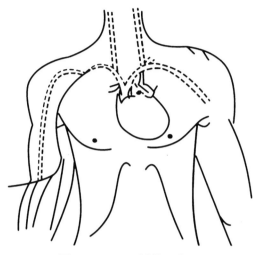

图 3-8　PICC 插管示意图

（10）连接静脉帽或正压接头，肝素盐水正压封管（肝素液浓度：50～100 U/mL），如需立即输液可直接输液。

（11）撕开孔巾上方充分暴露肘部，酒精棉棒清理穿刺点周围皮肤，必要时涂以皮肤保护剂（注意不能触及穿刺点）。

（12）将体外导管放置呈"S"状弯曲，在圆盘上贴胶带。在穿刺点上方放置一小块纱布吸收渗血，覆盖一透明贴膜在导管及穿刺部位，贴膜下缘与圆盘下缘平齐。用第二条胶带在圆盘远侧交叉固定导管，第三条胶带再固定圆盘。

（13）通过 X 线拍片确定导管位置，记录穿刺导管的名称及批号、导管型号及长度和患者的臂围、所穿刺的静脉、穿刺过程描述、抽回血情况、固定方法、穿刺日期及穿刺者姓名、胸片结果、患者的主诉。

（14）穿刺后第一个 24 h 更换敷料，以后每周视情况更换 1～2 次，每次更换时，要观察导管在体外的长度及患者的感觉。消毒时，要注意以导管为中心，直径 8～10 cm，用消毒液消毒 3 遍，再覆盖透明敷贴。

（15）拔管：沿着静脉走向轻轻将导管拔出，拔出后立即压迫止血，并用无菌纱布覆盖伤口，再用透明敷贴粘贴 24 h，以免发生空气栓塞和静脉炎。

【注意事项】

（1）严格执行无菌技术操作，严防感染及差错事故的发生。

（2）穿刺前应了解静脉走向及静脉情况，避免在疤痕及静脉瓣处穿刺。

（3）做好解释工作，帮助患者放松，以避免紧张和激动使血管收缩。

（4）穿刺时应避免损伤血管内膜/外膜，以免发生机械性静脉炎或渗漏。送管速度要慢，如有阻力，不能强行置入，可以先将导管退出少许再行置入。勿将导管放置在右心房或右心室内，如果导管插入右心房或右心室，可引起心律失常，若导管质地过硬，还可能会造成心肌穿孔，引起心包积液，甚至是急性心包填塞。

（5）退出针芯之前，务必先松开止血带，套管尖端加压后再撤出针芯。

（6）穿刺部位会有少许渗血，需用纱布加压止血，有出血倾向的患者，加压止血时间要延长。经常观察穿刺部位皮肤有无红肿热痛，如出现异常，及时测量臂围与置管前臂围进行比较，必要时行 B 超检查。

【操作后评价】

（1）护患沟通有效，患者和家属能理解 PICC 置管输液的目的、意义，并能主动配合。

（2）患者的病情有好转，且穿刺部位皮肤无肿胀、青紫。

（3）患者的心情放松，无紧张焦虑。

【健康教育】

（1）向患者说明置管后的注意事项，做好宣教工作。如淋浴时可用保鲜膜包裹，上下胶布粘贴。尽量避免物品及躯体压迫置管侧肢体，勿提重物。术侧肢体适当活动，但勿过分上举及过度外展、旋转及屈肘运动。

（2）做好心理护理，减轻患者紧张焦虑的情绪。

【知识链接】

PICC 置管穿刺静脉的选择

临床中，90% 的 PICC 放置于贵要静脉。因为贵要静脉比较直、粗，静脉瓣较少。当手臂与躯干垂直时，其为最直和最直接的途径，经腋静脉、锁骨下、无名静脉，达上腔静脉。肘正中静脉较粗直，但个体差异较大，静脉瓣较多，故应于静脉穿刺前确认定位。头静脉前粗后细，且高低起伏，在锁骨下方汇入腋静脉。头静脉进入腋静脉处有较大角度，可能有分支与颈静脉或锁骨下静脉相连，引起推进导管困难，且导管易反折进入腋静脉/颈静脉。

来源：程玉华，郭慧玲，王淑敏.PICC 导管的临床应用和护理[J].吉林医学，2009，30（14）：1445-1446.

（三）头皮静脉输液法

小儿头皮静脉丰富，分支多，且浅表易见，便于固定。使用头皮静脉为小儿输液，既不影响患儿的肢体活动，又便于保暖。因此，头皮静脉输液常用于 2 岁以下婴幼儿的输液治疗。

1．严格区分小儿头皮静脉和头皮动脉

小儿头皮静脉外观呈现淡蓝色，比较表浅，且管壁薄，易压瘪，不易滑动，血液呈向心方向流动。头皮动脉外观呈现淡红色，位置较深，管壁厚，有搏动，易滑动，血液呈离心方向流动。

2．注射时常用的小儿头皮静脉

小儿头皮静脉较大的有颞浅静脉、额静脉、耳后静脉及枕静脉。

3．操作流程

（1）根据患儿年龄大小、静脉的粗细长短及病情等来选择头皮静脉针的大小。

（2）必要时剃去头发，尽量选择粗大的静脉，由助手固定患儿肢体及头部，操作者立于患者头侧。

（3）用 75%乙醇消毒皮肤，待干。

（4）二次排气后进行静脉穿刺。用左手拇指、示指分别固定静脉两端，右手持静脉头皮针沿静脉向心方向平行刺入，见回血后，停止进针，打开调节器。

（5）液体输入通畅无异常后，用胶布固定，根据病情、年龄及药液的性质调节滴速。

（6）整理用物，记录输液时间、输液量及药物。

4．注意事项

（1）严格无菌操作和三查七对制度。

（2）穿刺过程中观察患儿的面色及一般情况。

五、输液速度及时间的计算

输液器点滴系数是指在输液过程中该输液器每毫升溶液的滴数。目前临床常用静脉输液器的点滴系数有 10、15、20 三种，一般标注于输液器外包装上。根据点滴系数及其他已知条件，我们可以计算出输液所需要的时间或者每分钟滴数。静脉输液的速度和时间可按下列公式进行计算。

（1）已知每分钟滴数与液体总量，计算输液所需用的时间。

$$输液时间(h) = 液体总量(mL) \times 点滴系数 / 每分钟滴数 \times 60(min)$$

例如，某患者输入液体总量为 1 500 mL，输液器的点滴系数为 20，每分钟滴数为 50 滴，请问液体能多长时间输完？

$$输液时间(h) = (1\,500 \times 20)/(50 \times 60) = 10\ h$$

根据公式计算出，液体输完需要 10 h。

（2）已知输入液体总量与计划需用输液时间，计算每分钟滴数。

$$每分钟滴数 = 液体总量(mL) \times 点滴系数 / 输液时间(min)$$

例如，某患者输入液体总量为 600 mL，输液器点滴系数为 20，该患者于上午 8 点开始输液，11 点 20 分进行 B 超检查，若在检查前输液完毕，要调整滴速为多少？

$$每分钟滴数 = (600 \times 20)/200 = 60滴/min$$

根据公式计算出，应调整滴速为 60 滴/min。

六、常见输液故障及排除方法

（一）溶液不滴或滴入不畅

1. 针头滑出血管外

液体滴入皮下组织，表现为局部肿胀、疼痛。应立即拔出针头，更换头皮输液针，重新选择静脉并穿刺。

2. 针头斜面紧贴血管壁

液体不滴或滴入不畅，但无局部肿胀和疼痛，输液瓶低于输液肢体也无回血，调整针头或肢体位置后，点滴通畅，表示针尖斜面紧贴血管壁。应调整针头位置，也可适当变换肢体位置，直到点滴通畅为止。

3. 针头阻塞

液体不滴，局部无肿胀疼痛，将输液瓶放低，低于输液肢体，如果无回血，可调整针头位置，再试仍无回血，表示针头阻塞。应拔出针头，更换头皮针，重新选择静脉并穿刺。

4. 压力过低

输液架位置过低或患者肢体抬举过高所致。应适当抬高输液架高度或放低肢体位置，以加大压力，使液体顺利滴入。

5. 静脉痉挛

穿刺部位暴露在较冷的环境中时间过长或输入过低温度的液体所致，局部行热敷以缓解痉挛。

（二）滴管内液面过高

1. 滴管侧壁有调节孔时

一只手先反折滴管上端输液管，另一只手打开滴管侧壁调节孔，待滴管内液体降至露出液面见到点滴时，再关闭调节孔，松开滴管上端输液管即可。

2. 滴管侧壁无调节孔时

可取下并倾斜输液瓶，使插入瓶内的针头露出液面，滴管内液体缓慢流下直至露出液面，再将输液瓶挂回输液架上。

（三）滴管内液面过低

（1）滴管侧壁有调节孔时，可反折滴管下端输液管，打开调节孔。当液面升高至所需高度时再关闭调节孔，松开下端输液管即可。

（2）滴管侧壁无调节孔时，可夹住滴管下端的输液管，挤压滴管，待滴管内液面上升至合适水平时，松开下端输液管即可。

（四）输液过程中，滴管内液面自行下降

输液过程中若出现这种情况，则应检查滴管上端输液管与滴管有无漏气或裂隙，必要时予以更换。

七、常见输液反应及护理

（一）发热反应（fever reaction）

发热反应是输液反应中最常见的反应。

1. 原 因

输入致热物质（致热原、死菌、游离的菌体蛋白或药物成分不纯等）引起。这些致热物质多源自输液用品如输液器、输液瓶、加药用注射器消毒灭菌不完善或被污染；输入液体、药物制品不纯或消毒、保管不善而变质；在输液操作过程中如配制液体、皮肤消毒、更换液体等未严格遵守无菌操作规程。

2. 症 状

多发生于输液后数分钟至 1 h，表现为四肢冰冷、寒战和发热。轻者体温在 38 ℃ 左右，停止输液后数小时内体温自行恢复正常；严重者高热达 40～41 ℃，并伴有恶心、呕吐、头痛、头晕、脉速、呼吸困难等症状。

3. 护 理

（1）输液前严格检查药液质量、输液器具的包装及有效期，严格无菌技术操作。

（2）一旦出现发热反应，立即停止输液，并及时通知医生，保留余液和输液器进行检测，以便查找原因。

（3）给予对症处理。寒战时注意保暖，增加盖被或用热水袋保暖；高热时给以物理降温，给予冰袋或温水、乙醇拭浴。必要时遵医嘱给予抗过敏药物或激素治疗；呼吸困难并发绀者给予氧气吸入。

（4）严密观察生命体征变化，做好护理记录及输液反应报告。

（二）循环负荷过重反应（circulatory overload reaction）

1. 原 因

（1）输液速度过快，在短时间内输入过多液体，使循环血容量急剧增加，致使循环负荷过重。

（2）患者原有心肺功能不良。

2. 症　状

患者突发呼吸困难、口唇发绀、气促、咳嗽、面色苍白、出冷汗、烦躁不安，咯粉红色泡沫样痰，严重者可自口鼻涌出，双肺布满湿啰音，心率增快，节律不齐。

3. 护　理

（1）严格控制输液速度和输液量。速度不宜过快，输入液量不可过多；评估患者的年龄、病情、心肺功能、药物的性质等，加强老年人、儿童、有心肺疾病患者的输液监护。

（2）一旦出现循环负荷过重症状，应按照以下措施进行抢救：① 立即停止输液，及时与医生联系进行处理。② 根据病情为患者安置端坐位，两腿下垂，减少静脉血回流，减轻心脏负担。③ 进行四肢轮扎，用止血带或血压计袖带扎紧肢体远端，阻止静脉血回流，勿阻断动脉血流。每隔 5~10 min 轮流放松肢体上的止血带或血压计袖带，待症状缓解后逐步解除，以防回心血量骤然增加，再次加重心肺负荷。

（3）给予高流量氧气吸入，一般氧流量为 6~8 L/min，高流量氧气能够提高肺泡内压力，减少肺泡内毛细血管渗出液的产生，同时提高肺泡内氧分压，能增加氧的弥散，改善低氧血症；在湿化瓶内加入 20%~30%乙醇吸入，可减低肺泡内泡沫的表面张力，使泡沫破裂消散，改善肺部气体交换，缓解缺氧症状。

（4）遵医嘱给予镇静药（如哌替啶、吗啡）、平喘药（如氨茶碱、地塞米松）、扩血管药、强心剂（如洋地黄）、脱水利尿剂（如呋塞米、甘露醇）等，以缓解患者紧张情绪，改善呼吸困难症状，扩张血管和增加排出减轻心肺负荷。

（三）静脉炎（phlebitis）

1. 原　因

（1）化学性刺激：长期输入过酸或过碱、过于高渗或低渗、刺激性较大的药液，静脉内长时间放置刺激性大的塑料管。

（2）机械性刺激：反复在同一静脉上穿刺，静脉留置针或静脉导管过粗过硬，留置静脉导管时动作不轻柔。

（3）输液过程中违反无菌操作，微生物从穿刺点进入静脉；患者免疫功能低下等引起局部静脉感染。

2. 症　状

（1）按临床表现可分为下列类型：

红肿型：沿静脉穿刺及走行出现皮肤红肿、疼痛、触痛。

硬结型：沿静脉穿刺及走行出现局部疼痛、触痛、静脉变硬，触之有条索状感。

坏死型：沿血管周围有较大范围肿胀形成瘀斑至肌肉层。

闭锁型：静脉不通，逐步形成机化。

（2）美国输液护士协会（Intravenous Nurses Society，INS）将静脉炎分为 5 个等级：

0 级：没有症状。

1 级：输液部位发红，伴有或不伴有疼痛。

2 级：输液部位疼痛伴有发红和（或）水肿。

3 级：输液部位疼痛伴有发红和（或）水肿，条索样物形成，可触摸到条索状的静脉。

4 级：输液部位疼痛伴有发红和（或）水肿，条索样物形成，可触摸到条索状的静脉大于 2.5 cm，有脓液渗出。

3．护　理

（1）严格执行无菌技术操作。

（2）对血管刺激性强的药物，应充分稀释后应用，控制药物的浓度和输入速度，并防止药物溢出血管外。静脉内置管时间不宜过长，不在同一部位的一条血管上反复穿刺，要有计划地更换注射部位，以保护静脉。

（3）出现静脉炎的部位应停止输液，及早进行局部治疗，抬高患肢并制动，局部使用 95% 乙醇或 50% 硫酸镁热湿敷（24 h 内冷湿敷），每日 2 次，每次 20 min，也可中药外敷（如鲜芦荟汁、金黄散）。

（4）超短波理疗，每日 1 次，每次 10 ~ 20 min。

（5）如合并感染，遵医嘱给予抗生素治疗。

（四）空气栓塞（air embolism）

1．原　因

（1）输液前：输液管内空气未排尽，导管连接不紧，有缝隙。

（2）输液时：更换液体不及时或加压输液、输血时无人看守，空气在压力的作用下进入静脉。

（3）输液后：液体输完未及时拔针或拔出，较粗的、近胸腔的深静脉导管后，穿刺点封闭不严密导致空气进入。

空气从静脉输入，随血液循环进入右心房，再到右心室，若空气量少，可经肺动脉、肺小动脉，到肺毛细血管后被分散、吸收，损害较小；若大量空气进入右心室内可阻塞肺动脉入口（图 3-9），使血液无法进入肺内进行气体交换，并反射性引起冠状动脉痉挛，导致急性心衰，机体严重缺氧而危及生命。

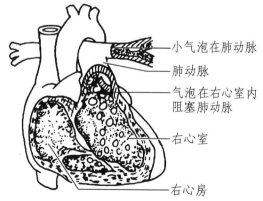

图 3-9　空气在右心室内阻塞肺动脉入口

2．症　状

患者感觉胸部异常不适，有突发性胸闷、呼吸困难、胸骨后疼痛、皮肤苍白、发绀、心动过速、后背疼痛，有濒死感，心前区可闻及持续响亮的"水泡声"，心电图呈现心肌缺血和急性肺心病的改变。

3．护　理

（1）输液前排空输液管内空气，保证输液系统的密闭性。输液时及时更换液体；加压输液输血的患者，要严密监测，专人守护，以防液体滴空而发生空气栓塞；输液后及时拔针，并严密封闭深静脉导管穿刺口，防止空气进入。

（2）一旦出现上述症状，立即让患者取左侧卧位和头低足高位。此体位在吸气时可增加胸内压力，减少空气进入静脉。同时可使肺动脉的位置处于右心室的下部，气泡向上漂移至右心室尖部，离开栓塞部位，避开肺动脉入口（图 3-10）。随着心脏收缩和舒张，空气被打成泡沫，分次小量进入肺动脉，逐渐被吸收，避免发生阻塞。

（3）高流量氧气吸入，以提高患者血氧浓度，纠正缺氧状态。

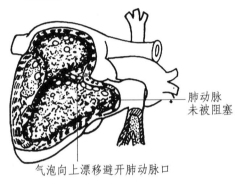

肺动脉
未被阻塞

气泡向上漂移避开肺动脉口

图 3-10　置患者于左侧头低足高位，使气泡避开肺动脉入口

【知识链接】

输液常见的并发症有渗出，渗出是由于输液管理疏忽造成的非腐蚀性的药物或溶液进入周围组织，而不是进入正常的血管通路。根据 INS 在 2011 年会议中制定的标准，渗出分为以下几级：

0 级：没有症状。

1 级：皮肤发白；水肿范围的最大处直径小于 2.54 cm；皮肤发凉伴有或不伴有疼痛。

2 级：皮肤发白；水肿范围的最大处直径在 2.54～15.24 cm；皮肤发凉；伴有或不伴有疼痛。

3 级：皮肤发白，半透明状；水肿范围的最大处直径大于 12.54 cm；皮肤发凉；轻到中等程度的疼痛。

4 级：皮肤发白，半透明状；皮肤紧绷，有渗出；可凹陷性水肿；皮肤变色、有淤伤、肿胀；水肿范围的最小处直径大于 15.24 cm；循环障碍；中等到重等程度疼痛；血制品、刺激性、腐蚀性液体的渗出。

来源：2011 年 INS 国际会议。

八、输液微粒污染

输液微粒（infusion particles）是指输入液体中的非代谢性颗粒杂质，其直径主要在 1～

15 μm。输液微粒污染是指在输液过程中，将输液微粒带入人体，对人体造成严重危害的过程。进入静脉的微粒，经过右心房、右心室，向肺动脉移动。一部分被肺部的毛细血管阻隔，另一部分仍可通过毛细血管，进入到体循环。微粒可在肺部和身体的其他部位阻塞血管而产生危害。

（一）输液微粒的种类

常见的输液微粒有无机盐（如钙、铝、铁、硅等）微粒、纤维素、细菌、真菌孢子、玻璃碎屑、橡胶微粒、塑料微粒等。

（二）输液微粒的来源

（1）药物。在生产和包装过程中，异物与微粒混入药物。

（2）容器。盛装药液的容器不洁净或容器内壁和橡胶塞受药液浸泡时间过长，腐蚀剥脱形成微粒。

（3）输液器与注射器不洁净。

（4）切割安瓿时产生的碎屑，反复穿刺溶液瓶橡胶塞产生的橡胶碎屑。

（5）输液环境不洁净，空气中含有的尘埃、细菌、真菌和纤维等也可随通气管进入液体从而输入人体。

（三）输液微粒对人体的危害

（1）血管栓塞，输液微粒直接阻塞血管，引起局部组织缺血缺氧而坏死。

（2）形成血栓、肉芽肿，引发静脉炎。

（3）引起血小板减少症和过敏反应。

（四）减少微粒污染的措施

（1）完善药液制作和包装环节。严把制剂生产过程中的各个环节，如净化环境空气、改善生产车间的环境卫生。严格无菌技术操作，工作人员穿工作服、戴工作帽和口罩，必要时戴手套。选用优质材料、采用先进工艺，提高检验技术确保药液的质量。

（2）输液前严格检查液体的质量、有效期，输液器及注射器包装的完整性和有效期。净化治疗室空气。加药时严格无菌技术操作，减少反复穿刺橡胶塞的次数，正确切割和折断安瓿，不使用镊子或其他物品敲打安瓿。采用密闭式一次性医用输液器，减少污染机会。

（3）净化病室内空气，减少病原微生物和尘埃的数量。

九、输液泵的应用

输液泵（infusion pump，图 3-11）是指机械或电子的控制装置，它通过作用于输液导管达到控制输液速度的目的。常用于需要严格控制输入液量和药量的情况，如在应用升压药物、抗心律失常药物、婴幼儿静脉输液和静脉麻醉时。

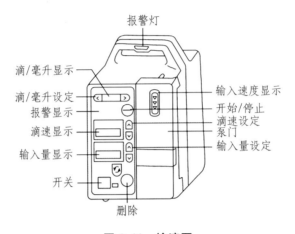

图 3-11　输液泵

按输液泵的控制原理可将其分为活塞型注射泵和蠕动滚压型输液泵，后者又可分为容积控制型和滴数控制型。

1. 容积控制型输液泵

该泵测量实际输入液量，不受溶液浓度、黏度、导管内径的影响，所以输入量较为准确，调节幅度为 1 mL/h，速率控制范围在 1～90 mL/h。实际工作中只选择所需液体总量及每小时的速率，泵便自动按设定的方式工作，并自动进行参量监视。

2. 滴数控制型输液泵

该泵利用控制输液的滴数，调整注入输液量，可以准确计算滴数，但液滴的大小受输注溶液的黏度、导管内径的影响，输入量不够准确。

3. 活塞型注射泵

其特点是输注药液流速平稳、均衡、精确；调节幅度为 0.1 mL/h。主要用于儿科、心血管病的治疗，也应用于需注入避光的、半衰期极短的药物。

（林　琳）

第二节　静脉输血法

静脉输血（blood transfusion）是将全血或成分血如血浆、红细胞、白细胞或血小板等通过静脉输入体内的方法。输血作为一种替代性治疗，是临床急救和治疗疾病的重要措施之一，在临床应用广泛。

一、静脉输血的目的及原则

（一）静脉输血的目的

1. 补充血容量

增加有效循环血量，改善全身血液灌流，保证人体重要器官的血液供应。常用于治疗因手术、严重创伤或其他各种原因所致的低血容量性休克患者。

2. 纠正贫血

增加血红蛋白含量，促进携氧功能，改善机体缺氧状况。常用于纠正由血液系统疾病而引起的严重贫血和某些慢性消耗性疾病的患者。

3. 增加机体抵抗力

血液中特别是新鲜血液含有多种抗体、补体及白细胞，输后可以提高机体抗感染能力。常用于全身性严重感染、烧伤等患者。

4. 增进凝血功能

输入新鲜全血或新鲜冰冻血浆，可补充血小板和各种凝血因子，改善凝血作用，有助于止血。常用于治疗凝血功能异常所致的出血。

5. 增加白蛋白，改善营养，维持胶体渗透压，减少组织渗出和水肿，保证循环血量

常用于低蛋白血症的患者。

6. 促进骨髓系统和网状内皮系统功能

常用于再生障碍性贫血、白血病等患者。

7. 排除有害物质

换血疗法可用于溶血性输血反应及重症新生儿溶血病。

（二）静脉输血的原则

（1）输血前必须做血型鉴定，保证所输入血液与受血者的 ABO 血型相合。若为孕产妇和需要反复输血患者，还要查验所输入血液与受血者的 Rh 血型是否相合，避免受血者产生抗 Rh 抗体。

（2）无论是输全血还是输成分血，原则上选用同型血液输注。在紧急情况下，若无同型血，O 型血可输注 A、B、AB 型血。AB 型血的患者除可接受 O 型血外，还可以接受 A 型、B 型血，但要求直接交叉配血试验阴性（不凝集），而间接交叉配血试验可以阳性（凝集）。由于输入的量较少，输入异型血血清中的抗体可以被受血者体内大量的血浆稀释，不会引起受血者的红细胞凝集，故不出现反应。输入异型血，必须一次少量输入，一般不超过 400 mL，且要放慢输入速度。

（3）如果需要再次输血，则必须重新做交叉配血试验，以避免机体因已产生抗体而发生溶血的情况。

二、血液制品的种类

随着输血和血液制备技术的发展，血液制品的种类也不断增加，主要分为全血和成分血。

（一）全　血

将人体内血液采集到采血袋内所形成的混合物称为全血，即包括血细胞和血浆的所有成分。我国一般以 200 mL 为 1 单位，也有 300 mL 和 400 mL 的包装。由于保存液不同，全血的保存期限有所不同，目前一般常用的 CPD-A 保存液在 2～6 ℃环境下可保存全血 35 d。适用于补充各种原因引起的大出血、创伤、大面积烧伤等所损失的血量。

全血分新鲜血和库存血两种。

1. 新鲜血

在 4 ℃环境下保存不超过 1 周的血液。新鲜血保留了血液中原有的各种成分，可补充各种血细胞、凝血因子及血小板，适用于血液病患者。

2. 库存血

库存血冷藏于 4 ℃冰箱内，保存 2～3 周。库存血的有效成分主要是红细胞，其次是白蛋白和球蛋白，白细胞、血小板、凝血因子破坏较多，含量少，因此不适用于血液病患者。由于库存血保存时间长，红细胞、白细胞逐渐被破坏，细胞内钾离子外溢，血浆中钾离子浓度升高，且 pH 值逐渐下降，故大量输入库存血时要防止酸中毒和高血钾症。

（二）成分血

所谓成分血是把采到的新鲜血液，将其含有的各种成分加以分离提纯，然后制成各种制剂，依据病情需要针对性地输注有关成分。随着输血理论与技术的不断发展，成分输血已在临床上广泛应用，其优点是：纯度高、体积小、比全血疗效好，副作用少；比全血含钾、氨和枸橼酸钠低；可一血多用，既节约大量血源，也可以减少由输注全血引起的不良反应，更适用于心、肝、肾功能不全的患者。

1. 血　浆

血浆是全血经分离抗凝处理后获得的不含细胞成分的液体，含有水、血浆蛋白、电解质、营养素、酶类、激素类和胆固醇等，不含血细胞和凝集原。输注血浆必须和受血者血型相同或相容。根据保存方法不同，血浆可分为以下几类。

（1）新鲜液体血浆：在采血后立即对血液进行分离并输入，不超过 8 h，基本上保留了所有凝血因子，适用于凝血因子缺乏的患者。

（2）新鲜冰冻血浆：在 −20 ℃条件下保存，有效期为 1 年，制品内含有全部凝血因子。

使用前需将其放在 37 ℃ 的温水中融化，并于 6 h 内输入，适用于凝血因子缺乏症病人的补充治疗。

（3）普通冰冻血浆：在 −20 ℃ 条件下保存，有效期为 5 年，该制品含有全部稳定的凝血因子，但是缺乏不稳定的凝血因子Ⅷ和Ⅴ，主要用于凝血因子Ⅷ和Ⅴ以外的凝血因子缺乏症的患者。

（4）干燥血浆：冰冻血浆放在真空装置下加以干燥而成，保存时间为 5 年。应用时可加适量等渗盐水或 0.1%枸橼酸钠溶液溶解，待其完全溶解后，立即输注，以免纤维蛋白原析出。

2. 红细胞

红细胞制剂能提高血液的携氧能力，输注量少，可避免循环超负荷，一般适用于血容量正常的贫血患者、老年人、婴幼儿及手术后需要输血的患者。红细胞因制备方法不同分为以下几类。

（1）浓缩红细胞：新鲜全血经离心或沉淀移去血浆后剩余的部分。适用于携氧功能缺陷和血容量正常的贫血患者，如 CO 中毒，各种慢性贫血，心、肝、肾功能障碍者。

（2）洗涤红细胞：用生理盐水反复洗涤以除去全血中的白细胞和血浆蛋白，再加入适量生理盐水制成。适用于器官移植术后患者及免疫性溶血性贫血的患者，如有输血过敏史、阵发性睡眠性血红蛋白尿、自身免疫性溶血性贫血的患者。

（3）悬浮红细胞：提取血浆后的红细胞加入等量红细胞保养液制成。适用于急性失血和慢性贫血的患者。

（4）冰冻红细胞：在含甘油媒介中保存 3 年，适应证同洗涤红细胞。

3. 白细胞浓缩悬液

新鲜全血经离心后而成的白细胞，4 ℃ 保存，48 h 内有效。适用于治疗粒细胞缺乏伴严重感染的患者。

4. 血小板浓缩悬液

全血离心所得，常温下保存，24 h 内有效。适用于治疗严重的再生障碍性贫血、血小板减少性紫癜、功能障碍性出血、大量输库存血或体外循环手术后血小板锐减的患者。

5. 各种凝血制剂

如凝血酶原复合物等。适用于各种原因引起的凝血因子缺乏的出血疾病。

（三）其他血液制品

1. 白蛋白液

从血浆中提纯而得，具有维持血浆胶体渗透压、扩充血容量和增加血浆蛋白的作用。临床上常用的有 5%、20%和 25%三种浓度的浓缩白蛋白液。适用于治疗各种原因引起的低蛋白血症的患者，如肝硬化、烧伤、外伤及肾病等。

2. 纤维蛋白原

适用于纤维蛋白缺乏症及弥漫性血管内凝血（DIC）患者。

3. 凝血制剂

抗血友病因子、凝血酶原复合物和纤维蛋白原制剂等。用于治疗血友病及各种凝血因子缺乏的出血性疾病。

三、静脉输血的适应证与禁忌证

（一）静脉输血的适应证

1. 大出血

各种原因引起的大出血，尤其是严重创伤和手术中出血。一次出血量 < 500 mL 时，机体组织间液进入循环得到自我代偿，不必输血。失血量在 500 ~ 800 mL 时，需要立即输血，首先考虑晶体溶液、胶体溶液或少量血浆增量剂输注，而不是全血或血浆。失血量 > 1000 mL 时，应及时补充全血或血液成分。

2. 贫血或低蛋白血症

输注浓缩红细胞、血浆、白蛋白。

3. 严重感染

输入新鲜血以补充抗体和补体，增强机体抗感染能力。

4. 凝血功能障碍

输注相关血液成分，如甲型血友病输注第Ⅷ凝血因子，纤维蛋白原缺少症输注纤维蛋白原制剂。

5. 其 他

如一氧化碳中毒、重症新生儿溶血病等。

（二）静脉输血的禁忌证

急性肺水肿、恶性高血压、充血性心力衰竭、肺栓塞、真性红细胞增多症禁忌输血，肾功能衰竭的患者输血时应慎重。

四、血型及交叉配血试验

（一）血 型

血型是指红细胞膜上特异性抗原的类型，此类能促成红细胞凝集的抗原又称为凝集原，能与红细胞膜上的凝集原起反应的特异性抗体称为凝集素。若将血型不相容的血液滴在玻片上混合在一起，红细胞可凝集成簇，这个现象称为红细胞凝集。在补体的作用下，凝集的红细胞破裂，发生溶血。根据红细胞所含的凝集原不同，人的血型分为若干类型。迄今为止，世界上已经发现了 26 个红细胞血型系统，其中与临床关系最密切的是 ABO 血型系统和 Rh 血型系统。

1. ABO 血型系统

根据红细胞膜上凝集原的不同，将人的血液分为 A、B、AB、O 四型。红细胞膜上仅含有 A 凝集原者，为 A 型血；仅含有 B 凝集原者，为 B 型血；同时含有 A、B 两种凝集原者，为 AB 型血；既不含 A 也不含 B 凝集原者，为 O 型血。不同血型的人的血清中含有不同的抗体，但不会含有与自身红细胞抗原相应的抗体，即在 A 型血者的血清中只含有抗 B 抗体；B 型血者的血清中只含有抗 A 抗体；O 型血者的血清中含有抗 A 和抗 B 两种抗体；而 AB 型血的血清中不含抗体，这也是 AB 型血的人可以接受任何血型的血液的原因（表 3-1）。

表 3-1　ABO 血型系统

血型	凝集原	凝集素
A	A	抗 B
B	B	抗 A
AB	A、B	无
O	无	抗 A、抗 B

另外，A 型血中存在亚型，即 A_1 及 A_2 亚型，抗 A 血清与 A_1 型红细胞反应强，与 A_2 亚型红细胞反应弱。在某些 A_2 型人的血清中，除存在的抗 B 外，还有不规则的抗 A_1。在 B 型人血清中有两种抗体：抗 A 及抗 A_1。抗 A 能与 A_1 及 A_2 细胞发生反应；抗 A_1 只与 A_1 细胞发生反应。A_1 型红细胞上有 A 及 A_1 两种抗原。A_2 细胞上只有 A 抗原。AB 型也可分为 A_1B 及 A_2B 等亚型。

2. Rh 血型系统

人类红细胞除含有 A、B 抗原外，还有 C、c、D、d、E、e 六种抗原，称为 Rh 抗原。因为 D 抗原的抗原性最强，故 Rh 血型是以 D 抗原存在与否将血型进行分类的。红细胞膜上有 D 抗原者称为 Rh 阳性，而红细胞膜上无 D 抗原者为 Rh 阴性。我国汉族及大多数民族的人当中，Rh 阳性者占 99%，Rh 阴性者不足 1%。由于 Rh 阴性者的血中不含 D 抗原，Rh 阳性血输入 Rh 阴性者体内后，受血者体内会产生抗 Rh 因子的凝集素。因此，Rh 阴性血者再次接受 Rh 阳性血时会产生抗原抗体反应，发生溶血。当 Rh 阴性的母亲怀有 Rh 阳性的胎儿时，可能会因为 Rh 因子不符导致新生儿溶血。因此，Rh 阴性的母亲分娩出 Rh 阳性的婴儿后，必须在分娩后 72 h 内注射抗 Rh 的 r 蛋白，中和进入母体内的 D 抗原，避免 Rh 阴性的母亲致敏，从而预防第二次妊娠时新生儿溶血的发生。

（二）血型鉴定和交叉配血试验

为了避免输入不相容的红细胞，输入的血液与患者的血液要进行血型鉴定和交叉配血试验，即使同种血型系统的输注也不例外。

1. 血型鉴定（blood grouping）

（1）ABO血型鉴定：通常是采用已知的抗A、抗B血清来检测红细胞的抗原并确定血型，也可以使用红细胞检查受血者血清中的抗体来确定血型。在玻片上分别滴1滴抗A、1滴抗B和1滴抗A-抗B血清，分别在这三滴血清上滴上待检测的血液，若受血者血液在抗A血清中发生凝集，在抗B血清中不发生凝集，说明该受血者血型是A型；若受血者的血液在抗B血清中发生凝集，而在抗A血清中不发生凝集，说明该受血者的血型是B型；若受血者的血液在抗A、抗B血清中均凝集，说明该受血者的血型是AB型；若受血者的血液在抗A、抗B血清中均不凝集，说明该受血者的血型是O型（表3-2）。

表3-2　ABO血型鉴定

血型	与抗A血清的反应（凝集）	抗B血清
A	+	-
B	-	+
AB	+	+
O	-	-

（2）Rh血型鉴定：通常是采用抗D血清来鉴定。若受血者的红细胞遇抗D血清后发生凝集，说明该受血者为Rh阳性；若受血者的红细胞遇抗D血清后不发生凝集，说明该受血者为Rh阴性。

2. 交叉配血试验

一般情况下，输血主要考虑供血者的红细胞不被受血者血清的凝集素所凝集。输血时常输入全血，为确保输血安全，除作血型鉴定外，即使在ABO血型系统相同的人之间进行输血，输血前仍然须做交叉配血试验。

（1）直接交叉配血试验：把供血者的红细胞与受血者的血清相混合进行配合试验，以检查受血者血清中有无破坏供血者红细胞的抗体，又称主侧。其结果绝对不可有凝集或溶血现象。

（2）间接交叉配血试验：把受血者的红细胞与供血者的血清相混合进行配合试验，检查供血者的血清中有无破坏受血者红细胞的抗体，又称次侧。

结果表示：如果直接交叉和间接交叉试验都无凝集反应，即主次两侧均无凝集，即为交叉配血试验阴性，可以进行输血；如主侧凝集，次侧不凝集，为配血不合，不能输血；主侧不凝集，次侧凝集，则配血基本相合，必要时可输血，但须谨慎（表3-3）。

表 3-3　交叉配血试验

	直接交叉配血试验	间接交叉配血试验
供血者	红细胞	血清
受血者	血清	红细胞

五、静脉输血的方法

（一）输血前的准备

1. 备　血

根据医嘱抽取血标本 2 mL，与医生填写的完整临床输血申请单一起送交血库，做血型鉴定和交叉配血试验。使用"采一送一"的工作方法，即不能同时采取和送交两个及以上患者的血液标本，以免发生混淆。

2. 取　血

根据医嘱凭取血单取血，同时应与血库人员共同进行"三查八对"。"三查"即查对血液制品的有效期、血液制品的质量、血液制品的包装是否完好；"八对"即对患者的床号、姓名、住院号、血袋（瓶）号、血型、交叉配血试验结果、血制品的种类及剂量。另外，还要检查血液的质量，没有变质的血液制品分为明显的两层，上层为浅黄色的血浆，下层为暗红色的红细胞，两者边界清晰，无红细胞溶解，且血液无变色、浑浊，血液中无气泡、血凝块。查对准确无误，操作者在交叉配血单上签全名，方可取回使用。

3. 取血后

血制品从血库取出后勿剧烈震荡，以免红细胞大量破坏而引起溶血；血制品不能加温，以免血浆蛋白凝固变性而导致输血反应；取回的血制品在室温下放置 15～20 min 后再输入，一般应在 4 h 内输完。

4. 输血前

血制品取回病区后，在输血前应与另一操作者再次核对，无误后方可输入；输血前，应先向患者解释输血的目的并取得其同意，签署知情同意书后方可输入。

（二）输血法

目前临床常用的输血法为密闭式输血法，密闭式输血法又分为间接静脉输血法和直接静脉输血法。

【目　的】

同静脉输血目的。

【 **操作前准备** 】

1. 评估患者

（1）患者的年龄、病情、治疗情况、心肺功能、肢体活动度以及合作程度等情况；患者静脉及穿刺部位皮肤的状况，有无破损、皮疹、感染等。

（2）患者的心理状态、对输血相关知识的认知度以及合作程度。

2. 患者准备

（1）患者了解静脉输血的目的、操作过程及配合要点等相关知识。

（2）输血前排尿和排便。

（3）取舒适卧位。

（4）签写知情同意书。

（5）已验血型，完成交叉配血试验。

3. 操作者准备

着装整洁，修剪指甲，洗手，戴口罩。

4. 用物准备

同密闭式静脉输液，只需将一次性输液器换为一次性输血器（滴管内有滤网，滤网的网孔可去除大的细胞碎屑和纤维蛋白微粒，而血细胞、血浆等均能通过滤网，9号静脉穿刺针头），并备生理盐水、血液制品（根据医嘱准备）。直接静脉输血法准备抗凝剂和注射器。

5. 环境准备

安静、安全、整洁、舒适。

【 **操作步骤** 】

步骤	要点与说明
▲ 间接静脉输血法	
1. 洗手，戴口罩，备齐用物携至患者床旁，核对患者床号姓名并解释	
2. 按照静脉输液法建立静脉通道，先输入少量生理盐水，确认滴注通畅后，准备输血	● 选择9号以上粗针头 ● 选择较粗大的静脉血管
3. 与另一名操作者再次进行核对，并以手腕转动动作摇匀血液	● 严格执行无菌操作和查对制度。在输血前，一定要由两名医护人员根据需查对的项目再次进行查对，避免差错事故的发生 ● 避免剧烈震荡破坏红细胞

步 骤	要点与说明
4. 将血袋挂于输液架上,戴手套,打开封口,常规消毒,将输血器针头插入血袋接口	● 戴手套保护医护人员 ● 输血针刺入血袋时,必须和隔膜管垂直,以防止刺破血袋
5. 调节滴速,开始时输血速度宜慢,观察 15 min 左右,无不良反应再根据病情、年龄等调节滴速	● 开始时滴速不超过 20 滴/min ● 成人滴速一般为 40～60 滴/min,儿童酌减 ● 告知患者如有不适,要立即呼叫
6. 对患者及其家属进行健康宣教,交代注意事项,并将呼叫器放于患者易取之处	
7. 整理用物,洗手,记录	● 在输血卡上记录输血时间、滴速、患者的全身及局部情况,并签名
8. 输血过程中,严密巡视,仔细观察患者的反应及输血部位的情况	● 血液制品内不得随意加入其他药品,如钙剂、酸性及碱性药物、高渗或低渗液体,并避免和其他溶液相混,以防血液变质
9. 输血完毕,再继续滴入少量生理盐水,直至输血器内的血液全部进入患者体内	● 输入两袋以上的血液时,两袋之间要滴注少量的生理盐水,防止两袋血之间发生反应 ● 节约血源及保证输血量准确
10. 拔针,按压	● 输血针头较粗,拔针后要多按压一会儿,至不出血为止
11. 将输血器针头和头皮针剪下放入锐器收集盒,输血管道放入医用垃圾桶内,输血袋送到输血科保留 24 h	● 避免针刺伤 ● 以备患者在输血后发生反应时检查用
12. 整理床单位,洗手,记录	● 记录输血的时间、种类、量、血型、血袋号、滴速、生命体征
▲ 直接静脉输血法	● 将供血者血液抽出后,立即输给受血者的方法
1. 洗手,戴口罩,备齐用物携带至患者床旁	
2. 根据医嘱,认真核对患者的床号、供血者及患者的姓名、血型、交叉配血试验的结果	● 确保无误
3. 向供血者和患者解释直接输血的目的和过程	● 解除供血者和患者的焦虑
4. 在注射器内加入抗凝剂	● 每 50 mL 血液中加入 3.8%枸橼酸钠溶液 5 mL
5. 协助供血者和受血者分别取仰卧位,并露出一侧手臂。选择粗大静脉(多选肘正中静脉),将血压计袖带放在供血者上臂缠好并充气	● 血压计充好气并维持压力在 100 mmHg 左右,以阻断静脉血通过
6. 常规消毒穿刺部位皮肤,按静脉穿刺法抽取供血者的静脉血,立即按静脉注射法直接输给患者,操作时需要三名护理人员合作,一人抽血,一人传递,另一人输血,如此连续进行	● 在连续抽血时,不必拔出针头,只需更换注射器,并在更换时放松血压计袖带,用手指压住静脉前端,以减少出血 ● 输血过程中,应注意从供血者静脉内抽血不可过快,向受血者静脉内推注也不可过快

步　骤	要点与说明
7. 输血结束，拔出针头，用无菌纱布覆盖针眼压迫片刻至不出血为止	
8. 安置供血者及患者，整理床单位，清理用物，洗手，记录	● 记录输血量、时间、血型、患者的反应 ● 注意职业防护，在操作过程中严守操作规程，避免直接接触血液及被血液污染的针头刺伤

【操作后评价】

（1）护患沟通有效，患者和家属能理解静脉输血法的目的、意义，并签署知情同意书。
（2）操作过程中严格无菌操作，任何环节未造成污染。
（3）操作方法正确，安全，动作轻柔，患者无不适反应。

【健康教育】

（1）向患者及其家属解释不能随意调整滴速的原因，以免发生意外。
（2）向患者及家属讲解常见输血反应的表现，一旦出现不适立即使用呼叫器。

六、自体输血和成分输血

（一）自体输血

自体输血（autotransfusion）是指术前采集患者体内血液或手术中收集自体失血，经过洗涤、加工，在术后或需要时再输回给患者的方法，即回输自体血。自体输血是最安全的输血方法，且无须做血型鉴定和交叉配血试验，不会产生免疫反应，避免了抗原抗体反应所致的溶血、发热、过敏反应和因输血而引起的疾病传播，还节省了血源。

1. 适应证与禁忌证

（1）适应证：胸腔或腹腔内出血，如肝脾破裂、异位妊娠破裂出血者；估计出血量在1 000 mL以上的大手术，如肝叶切除术；骨科大手术，如脊柱内固定、全髋置换等；体外循环或深低温下进行心内直视手术；器官移植手术；患者血型特殊，难以找到供血者时，如Rh阴性血的患者等；有特殊宗教信仰者。

（2）禁忌证：胸腹腔开放性损伤达4 h以上者；凝血因子缺乏者；合并心脏病、阻塞性肺疾病或原有贫血的患者；血液在术中受胃肠道内容物污染者；血液可能受癌细胞污染者；有脓毒血症和菌血症者。

2. 形　式

自体输血有以下三种形式：

（1）保存式自体输血：对符合条件的择期手术患者，在术前抽取患者血液，并将其放于血库在低温下保存，待手术时再输回给患者。一般于手术前 30 d 开始采血，每隔一周采血一次，称为"蛙跳"式采血储存，以利机体应对采血引起的失血，使血浆蛋白恢复至正常水平，主要用于预计术中出血量较大的患者。

（2）术前稀释血液回输：于术前采集患者血液，并同时自静脉输入等量晶体或胶体溶液，使患者的血容量不变，降低血中的红细胞压积，使血液处于稀释状态，可以减少术中红细胞的损失。同时，人体对失血有良好的代偿作用，血液稀释后，由于血黏度降低，对血流动力学可产生有益的变化，使微循环灌注增加。所采集的血液在术中或术后输给患者。

（3）回收式自身输血：回收式自身输血是指收集患者在手术中或其他情况下的出血，并通过自体输血装置，将血液抗凝和过滤后再回输给患者，多用于心血管外科。按照回收时间可分为术中回收式自身输血、术后回收式自身输血、外伤时回收式自身输血。自体失血的回输总量不超过 3 500 mL，大量回输自体血时，要适当补充新鲜血浆和血小板。

【知识链接】

回收式自体输血的发展历史

回收式自体输血最早在 1818 年开始于英国，第一次世界大战期间在德国得以广泛应用。但随着分型的异体库血的大量储备，人们对血液回收技术兴趣大减，到 20 世纪 60 年代以后，随着外科技术特别是高难复杂手术的开展，特殊血型患者的供血问题，以及输异型血所致感染疾病的增多，西方国家开始大规模开发研制血液回收仪器。1970 年美国生产第一台 ATS100 自体输血仪，它标志现代血液回收新纪元的开始。1976 年 Noon 等研制出了更为先进的血液回收仪，即 Sorensen 滤过式自体输血系统。

来源：陈立建，顾尔伟，张健. 回收式自体输血的研究进展[J]. 国外医学：麻醉学与复苏分册，2004，25（2）：105-107.

（二）成分输血

1. 概 念

成分输血（blood component transfusion）是指输入血液的某种成分。它根据血液比重不同，使用血液分离技术，将新鲜血液快速分离成各种成分，根据患者病情需要输注有关的成分。根据患者的需要输注不同的成分血，可以做到一血多用，节约血源，且针对性强，疗效好，副作用少，便于保存和运输，是目前临床常用的输血类型。

2. 成分输血的管理

（1）某些成分血，如白细胞、血小板等，存活期短，为确保成分输血的效果，以新鲜血为宜，且必须在 24 h 内输入人体内。

（2）成分输血原则上应选择 ABO 同型输注。

（3）成分输血时，由于一次输入多个供血者的成分血，因此在输血前应根据医嘱给予患者抗过敏药物，以减少过敏反应的发生。

（4）输液速度应该从慢到快逐步调节，婴幼儿、老年及心功能不全的患者，应酌情减慢输注速度。

（5）成分输血时，医护人员应全程守护在患者身边，密切监测患者的呼吸、脉搏、心肺功能等情况，不能擅自离开患者，以免发生危险。

（6）如患者在输成分血的同时，还需输全血，则应先输成分血，后输全血。如同时输注几种成分血，应先输入血小板，以保证成分血能发挥最好的效果。

七、常见输血反应及护理

（一）发热反应

发热反应是输血中最常见的反应。

1. 原　因

（1）输入致热原，如血液、贮血袋、保养液和输血器具等消毒不彻底或被致热原污染所致。

（2）输血时未遵守有关操作规程，无菌操作不严格而造成污染。

（3）多次输血后，受血者血液中可产生白细胞抗体和血小板抗体，当再次输血时，与所输入的白细胞和血小板发生抗原抗体反应而引起发热。

2. 症　状

患者在输血过程中或输血后 1 ~ 2 h 内发生，表现为发冷、寒战，继之高热，体温可升至 38 ~ 41 ℃，伴有皮肤潮红、头痛、恶心、呕吐等全身症状。发热持续时间不等，轻者持续 1 ~ 2 h 即可缓解，体温逐渐降至正常。

3. 护　理

（1）认真检查血液制品和输液用具的质量，在操作过程中严格执行无菌操作。

（2）反应轻者酌情减慢输血速度，并加强病情监测，症状常可自行缓解；反应重者立即停止输血，给予生理盐水输入，保持静脉通路，给予对症处理。发冷者注意保暖，高热时给予物理降温，并密切观察生命体征的变化。

（3）及时通知医生并遵医嘱给予解热镇痛药和抗过敏药，如异丙嗪、肾上腺皮质激素等。

（4）保留输血器、剩余血及贮血袋一并送检。

（二）过敏反应

1. 原　因

（1）供血者的变态反应性抗体随血液输给受血者，一旦与相应抗原接触，即发生过敏反应。

（2）输入的血液中含有对受血者致敏的物质，如供血者在采血前服用过可致敏的药物或食用过可致敏的食物。

（3）多次输血的受血者，体内产生过敏性抗体，当再次输血时，抗原抗体相互作用而发生过敏反应。

（4）受血者为过敏体质，对某些物质过敏。

2. 症 状

可发生在输血过程的不同时间，多发生于输液完毕时，反应程度轻重不一。症状出现越早，反应越严重。

（1）轻者出现皮肤瘙痒，局部或全身出现荨麻疹，轻度血管神经性水肿，多见于颜面部，表现为眼睑水肿、口唇水肿。

（2）重者出现喉头水肿、支气管痉挛而导致呼吸困难，甚至发生过敏性休克。

3. 护 理

（1）不选用有过敏史的供血者，供血者在采血前 4 h 应禁食，有过敏史的患者输血前遵医嘱给予抗过敏药物。

（2）轻度过敏反应时，减慢输血速度，遵医嘱给予抗过敏药物，并严密观察。

（3）重度过敏反应时，应立即停止输血，保留静脉通路，输入生理盐水。

（4）必要时给予 0.1%肾上腺素 0.5～1 mL 皮下注射。

（5）呼吸困难者给予吸氧，严重喉头水肿者行气管切开，如出现休克，应给予抗休克治疗。

（三）溶血反应

溶血反应是指输入的供血者或受血者的红细胞发生异常破坏，而引起的一系列临床症状，是最严重的输血反应。虽然发生率低，但后果严重，死亡率高。

1. 原 因

（1）输入异型血：大部分是输注 ABO 血型不合的血液引起血管内溶血，是由补体介导、以红细胞破坏为主的免疫反应。反应发生快，后果严重。

（2）输入变质血：输血前红细胞即被破坏溶解。血液储存过久、保存温度过高、血液被剧烈震荡或被细菌污染等，均可造成溶血。

（3）血液内加入高渗或低渗溶液或加入能影响血液 pH 值变化的药物，使红细胞大量破坏所致。

（4）Rh 因子所致溶血：Rh 阴性者首次输入 Rh 阳性血液时不会发生溶血反应，但输血 2～3 周后体内即产生抗 Rh 阳性的抗体。如再次接受 Rh 阳性血液，即可发生溶血反应。Rh 因子不合所引起的溶血反应发生较慢，一般在输入后几小时至几天才发生，较少见，且症状较轻，有轻度发热伴乏力。

2. 症 状

典型症状在输入 10～15 mL 血液后发生，随着输入血量的增加而加重，死亡率高。临床表现可分为三个阶段。

第一阶段：受血者血浆中的凝集素和输入血中红细胞膜上的凝集原发生凝集反应，使红细胞凝集成团，阻塞部分小血管。患者可出现头部胀痛，四肢麻木，腰背部剧烈疼痛，寒战或发热，恶心、呕吐，心前区压迫感，呼吸困难，血压下降等症状。

第二阶段：凝集的红细胞继而发生溶解，大量血红蛋白释放入血，出现黄疸和血红蛋白尿，同时伴有寒战、高热、呼吸困难、发绀和血压下降等。

第三阶段：大量血红蛋白从血浆进入肾小管，遇酸性物质形成结晶体，阻塞肾小管；又由于抗原、抗体的相互作用，可引起肾小管内皮缺血、缺氧而坏死脱落，进一步加重肾小管阻塞。溶血反应严重者可因免疫复合物在肾小球沉积，或因发生弥漫性血管内凝血（DIC）及低血压引起肾血流量减少而继发少尿、无尿及急性肾功能衰竭，严重者可导致死亡。

3. 护 理

（1）认真做好血型鉴定和交叉配血试验；严格执行输血操作规程，杜绝差错事故的发生；严格执行血液保存原则，杜绝使用变质的血液制品。

（2）出现症状应立即停止输血，通知医生紧急处理；安慰患者，缓解其紧张情绪；收集血袋内剩余的血液和受血者输血前后的血样本，重新做血型鉴定、交叉配血试验及细菌涂片和培养，以查明溶血原因。

（3）给予吸氧并维持静脉输液通道，遵医嘱给予升压药及其他各种药物进行治疗。

（4）保护肾功能：可给予 5%碳酸氢钠 250 mL，静脉滴注，使尿液碱化，增加血红蛋白在尿液中的溶解度，减少沉淀，防止或减少血红蛋白结晶阻塞肾小管。双侧腰部封闭，并用热水袋敷双侧肾区，解除肾血管痉挛，改善肾脏血液循环，保护肾脏。

（5）严密观察生命体征，为患者留置导尿，观察其尿量并记录。若发生急性肾功能衰竭，行腹膜透析和血液透析治疗。

（6）若出现休克症状，进行抗休克治疗。

（7）血浆交换治疗，以彻底清除患者体内的异形红细胞及有害的抗原抗体复合物。

（四）与大量输血有关的反应

大量输血一般指在 24 h 内紧急输血量大于或相当于患者总血容量的输血。与大量输血有关的反应，常见有循环负荷过重、出血倾向、枸橼酸钠中毒、酸碱失衡、低体温等。

1. 循环负荷过重

原因、症状、护理同静脉输液反应。

2. 出血倾向

（1）原因：由长期反复输入库存血或大量输血超过患者原血液的总量引起，库存血中的血小板、凝血因子破坏较多，数量减少从而引起出血。

（2）症状：表现为皮肤、黏膜淤斑，牙龈出血，穿刺部位、手术后切口、伤口渗血等。

（3）护理。

①　短时间内输入大量库存血时，应严密观察患者生命体征、意识等变化，注意皮肤、黏膜或手术伤口有无出血，及早发现，及时对症处理。

②　根据凝血因子缺乏情况，遵医嘱输入新鲜血液或输入血小板悬液，根据凝血因子缺乏情况补充相关成分，与库存血交叉使用，以增加血小板和凝血因子。

3. 枸橼酸钠中毒反应

（1）原因：大量输血后，血袋中的枸橼酸钠也进入体内，其含量随输血量的增加而增加，超出了机体的代谢速度和代偿能力，而与血中游离钙结合使血钙降低，导致低血钙。

（2）症状：患者出现手足抽搐、血压下降、心率缓慢、心律失常、心电图 Q-T 间期延长，甚至出现室颤或心搏骤停。

（3）护理：输入库存血 1 000 mL 以上时，遵医嘱静脉注射 10%葡萄糖酸钙 10 mL，以补充钙离子，预防低血钙的发生。

4. 高血钾、高血氨

大量输注库存血，血中的钾离子浓度升高，心电图表现为 T 波高尖、P-R 间期延长等，严重时心脏骤停。若出现高血钾的心电图改变，应立即停止输血，并静脉注射钙剂。库存血的氨含量随储存时间延长而增加，对严重肝功能不全者有害，氨血症表现为换气过度、震颤，甚至昏迷。

5. 低体温

大量输入冷藏的库血，使患者体温迅速下降，而发生心室纤颤（特别在低钙高钾的情况下更易发生）。故大量输血前应预先将库存血在室温下放置片刻，使其自然升温后再行输入。

（五）其　他

目前已知能通过血液传播的疾病有十多种，主要为病毒和细菌性疾病。如输入肝炎、艾滋病、疟疾、梅毒疾病患者的血液，可引起输血后传染性疾病的发生。此外，还可引起空气栓塞、细菌污染反应等。因此，加强对血液制品的管理，严格筛选供血员，把握采血、贮血和输血操作的各个环节，是防止发生上述输血反应、保证患者输血安全的关键。

【思考题】

一、名称解释

1. 自体输血

2. 静脉输液

3. 静脉输血

二、单选题

1. 输液时液体滴入不畅，局部肿胀，检查无回血，此时应（　　）。

　　A. 改变针头方向　　　　　　　B. 更换针头重新穿刺

C. 抬高输液瓶位置   D. 局部热敷

E. 用注射器推注

2. 以下有关输液的叙述不正确的是（   ）。

A. 需长期输液者，一般从远端静脉开始

B. 需大量输液时，一般选用较大静脉

C. 连续 24 h 输液时，应每 12 h 更换输液管

D. 输入多巴胺时应调节较慢的速度

E. 颈外静脉穿刺拔管后在穿刺点加压数分钟，避免空气进入

3. 让空气栓塞患者取左侧卧位，是为了避免气栓阻塞在（   ）。

A. 主动脉入口   B. 肺静脉入口

C. 肺动脉入口   D. 上腔静脉入口

E. 下腔静脉入口

4. 输血前准备正确的是（   ）。

A. 输全血应进行血型鉴定及交叉配血试验，而输成分血只需做血型鉴定

B. 从血库中取出的血如果太冷，应放在温水中加温

C. 血制品从血库中取出不可剧烈震荡主要是防止血小板被破坏

D. 输血前应输入少量生理盐水

E. 发现血液内有血凝块应加入 3%枸橼酸钠后再输入

5. 大量输注库存血后要防止发生（   ）。

A. 碱中毒和低血钾   B. 碱中毒和高血钾

C. 酸中毒和低血钾   D. 酸中毒和高血钾

E. 低血钾和低血钠

三、问答题

1. 请列出临床补液的原则。

2. 输血前须两人核对无误后方可输入，简述核对的内容。

3. 护士在巡视病房时发现患者在输液时出现胸闷、气促、咳嗽，请问该患者出现了何种输液反应，如何处理？

（赵婉莉）

第四章

饮食与营养

饮食是人的基本需要，与人类健康有着密切的关系。合理的饮食与营养能维持机体各种生理功能，保证机体正常生长发育，促进组织修复，提高机体免疫力。不良的饮食与营养可以引起人体营养物质失衡，甚至易导致机体患病。当机体患病时，通过合理地调配饮食和适当的给予途径，满足机体在病理状态下对热能和各种营养素的需求，可以达到治疗或辅助治疗疾病的目的。因此，护理人员应掌握饮食与营养的相关知识，正确评估患者的营养状态及其影响因素，制订科学合理的饮食计划，并采取适宜的供给途径，促进患者尽快康复。

第一节　医院饮食

医院是对特定人群进行防病治病的场所，医院饮食（hospital diets）可分为基本饮食、治疗饮食和试验饮食三大类，分别适应不同病情的需要。

一、基本饮食

基本饮食（basic diets）包括普通饮食（general diet）、软质饮食（soft diet）、半流质饮食（semi-liquid diet）、流质饮食（liquid diet）四种（表 4-1）。基本饮食是医院中一切膳食的基本烹调形式，其他各种膳食均由此四种基本膳食变化而来。

表 4-1　基本饮食

饮食种类	适用范围	饮食原则	用　法
普通饮食	病情较轻或疾病恢复期，无饮食限制，消化功能正常的患者	营养均衡、易消化、无刺激性，色香味俱全，与健康人饮食相似	每日 3 餐，各餐按比例分配，总热量为 9.20 ~ 10.88 MJ/d（2 200 ~ 2 600 kcal/d），蛋白质 70 ~ 90 g/d，脂肪 60 ~ 70 g/d，碳水化合物约 450 g/d
软质饮食	低热、消化不良、咀嚼不便或术后恢复期等患者	营养均衡，食物以软、烂、无刺激性、易消化食物为主，如面条、软饭等，菜、肉切碎煮烂	每日 3 ~ 4 餐，总热量 9.20 ~ 10.04 MJ/d（2 200 ~ 2 400 kcal/d），蛋白质为 60 ~ 80 g/d

续表 4-1

饮食种类	适用范围	饮食原则	用 法
半流质饮食	发热、体弱、口腔及胃肠道疾患、手术后患者	少食多餐,易咀嚼、吞咽和消化,纤维素少,无刺激性,食物呈半流体状态,如:粥、泥、末、羹等	每日 5～6 餐,总热量为 6.28～8.37 MJ/d（1 500～2 000 kcal/d）,蛋白质 50～70 g/d
流质饮食	高热、口腔疾患、大手术后、急性胃肠道疾患、病情危重患者	食物呈液体状、易吞咽、易消化,无刺激性,如乳类、豆浆、米汤、稀藕粉、果汁、菜汁等。因所含热量及营养素不足,故只能短期适用,通常辅以肠外营养以补充热能和营养素	每日 6～7 餐,每餐 200～300 mL,总热量 3.50～5.00 MJ/d（836～1 195 kcal/d）,蛋白质 40～50 g/d

二、治疗饮食

治疗饮食（therapeutic diets）是指根据疾病治疗的需要,在基本饮食的基础上,适当调节热能和营养素,从而达到治疗或辅助治疗目的的一类饮食（表 4-2）。

表 4-2　治疗饮食

饮食种类	适用范围	饮食原则及用法
高热量饮食（high calorie diet）	用于热能消耗较高的患者,如甲状腺功能亢进、高热、烧伤、结核患者及产妇等	在基本饮食的基础上加餐 2 次,可进食牛奶、豆浆、鸡蛋、巧克力等。总热量为 12.55 MJ/d（3 000 kcal/d）
高蛋白饮食（high protein diet）	用于高代谢性疾病,如烧伤、恶性肿瘤、结核、贫血、肾病综合征、低蛋白血症、大手术前后患者及孕妇、乳母等	在基本饮食的基础上增加富含蛋白质的食物,如肉类、鱼类、蛋类、乳类、豆类等。每日供给 1.5～2 g/（kg·d）,每日蛋白质摄入总量不超过 120 g,总热量为 10.46～12.55 MJ/d（2 500～3 000 kcal/d）
低蛋白饮食（low protein diet）	用于限制蛋白质摄入者,如急性肾炎、尿毒症、肝性脑病等患者	成人蛋白质摄入量不超过 40 g/d,视病情需要可减至 20～30 g/d,肾功能不全者应摄入动物性蛋白,忌用豆制品;肝性脑病患者应以植物性蛋白为主,多给蔬菜和含糖较高的食物以维持热量
低脂肪饮食（low fat diet）	用于肝胆胰疾病、高脂血症、冠心病、动脉硬化、肥胖、腹泻等患者	饮食清淡少油,禁用肥肉、蛋黄、动物脑等,高脂血症及动脉硬化者不必限制植物油;脂肪总量<50 g/d,肝胆胰疾病患者<40 g/d,尤其应限制动物脂肪的摄入量

续表 4-2

饮食种类	适用范围	饮食原则及用法
低胆固醇饮食 （low cholesterol diet）	用于高胆固醇血症、高脂血症、动脉硬化、高血压、冠心病等患者	禁用或少用动物油和内脏、脑、鱼子、蛋黄等，胆固醇摄入量<300 mg/d
低盐饮食 （low salt diet）	用于急慢性肾炎、心脏病、肝硬化伴腹水、重度高血压但水肿较轻患者	食盐摄入量<2 g/d，不包括食物内自然存在的氯化钠量，忌用腌制食品，如咸菜、咸肉、香肠、皮蛋、火腿、虾米等
无盐低钠饮食 （salt free and low sodium diet）	同低盐饮食，但一般用于水肿较重患者	无盐饮食，除食物内自然含钠外，不放食盐烹调，饮食中含钠量<0.7 g/d；低钠饮食，除无盐外，还应控制摄入食物中自然存在的钠含量，一般应<0.5 g/d； 无盐低钠者，禁用腌制食品、含钠食物和药物，如油条、挂面、汽水和碳酸氢钠药物等
少渣饮食 （low residue）	用于伤寒、腹泻、肠炎、食管胃底静脉曲张、消化道手术后等患者	避免用粗糙、含纤维素多的食物，可食用奶油、果汁、肉末、鱼、嫩豆腐等
高纤维素饮食 （high cellulose diet）	用于便秘、高脂血症、肥胖症、糖尿病等患者	选择含膳食纤维多的食物，如各种粗粮、韭菜、芹菜、豆类、竹笋及新鲜水果等

【知识链接】

临床常用治疗饮食举例

除表 4-2 所列举的 9 种治疗饮食外，目前临床上还常为溃疡病患者和糖尿病患者提供相应的饮食。

溃疡病饮食，用于胃及十二指肠溃疡患者，选用能减少胃酸分泌、中和胃酸、维持胃肠上皮细胞的抗酸能力、无刺激、易消化的饮食，并少食多餐。忌用刺激胃酸分泌的食品和调味品，如辛辣、油煎食物、浓茶、咖啡、烈酒等。

糖尿病饮食，用于糖尿病患者，根据患者身高、体重、性别、年龄、工作性质和劳动强度，计算出所需总热量；糖类占 50%～60%、蛋白质占 15%～20%、脂肪占 20%～25%；按早餐占 1/5、中晚餐各占 2/5 分配食物，且定时定量。忌食含糖量高的食物，如甜饮料、甜饼干、避免饮酒，减少油脂。

三、试验饮食

试验饮食（test diets）亦称诊断饮食，是指在特定的时间内，通过对饮食内容的调整来协助诊断疾病和确保实验检查结果正确性的一种饮食（表 4-3）

表 4-3　试验饮食

饮食种类	适用范围	饮食原则及用法
隐血试验饮食（occult blood test diet）	用于大便隐血试验的准备，以协助诊断消化道有无出血	试验前 3 d 起禁止食用易造成潜血试验假阳性的食物，如肉类、肝类、动物血、绿色蔬菜、含铁食物和药物。可进食牛奶、豆制品、白菜、土豆、米饭、面条、馒头等食物。第 4 d 留取粪便做隐血试验
甲状腺 ^{131} I 试验饮食（^{131} I thyroid test diet）	用于协助测定甲状腺功能	试验期为 2 周，期间禁食含碘食物，如海带、海蜇、紫菜、海参、鱼、虾、加碘食盐等；禁用碘作局部消毒； 2 周后作 ^{131} I 功能测定
胆囊造影试验饮食（gallbladder examination diet）	用于辅助胆囊造影术检查，诊断无胆囊、胆管疾病	检查前 1 日中午进高脂肪饮食，脂肪含量不少于 50 g，以刺激胆囊收缩和排空；晚餐进食无脂肪、低蛋白、高糖类的少渣饮食；晚餐后口服造影剂并禁食、禁水至次日上午； 检查当日早餐禁食，第一次摄 X 线片后，如胆囊显影良好，再进食高脂肪餐（脂肪量 25~50 g），半小时后第 2 次摄 X 线片观察
尿浓缩功能试验饮食（urine concentration function test diet）	用于检查肾小管的浓缩功能	试验期为 1 d，控制全天饮食中的水分总量在 500~600 mL，可进食含水分少的食物，如米饭、馒头、面包、炒鸡蛋等，烹调时尽量不加水或少加水；避免食用过甜、过咸食物，禁饮水，蛋白质供给量为 1 g/（kg·d）
肌酐试验饮食（creatinine test diet）	用于协助检查、测定肾小球的滤过功能	试验期为 3 d，试验期间禁食肉类、禽类、鱼类，忌饮茶和咖啡，主食在 300 g/d 以内，限制蛋白质的摄入，蛋白质供给量<40 g/d，以排除外源性肌酐的影响；蔬菜、水果、植物油不限，热量不足可添加藕粉和含糖的点心等； 第 3 d 测尿肌酐清除率和血肌酐含量

（张丽梅）

第二节　特殊饮食

病情危重、存在消化道功能障碍、不能经口或不愿经口进食的患者，为保证营养素的摄取、消化、吸收，维持机体正常代谢，调控免疫、内分泌等功能并修复组织、促进康复，临床上常根据患者的不同情况采用不同的特殊饮食护理，主要包括管饲饮食、要素饮食和胃肠外营养。

一、管饲饮食

管饲饮食（tube feeding）指不能或无法由口进食者，经胃肠道插入导管，给患者提供必需的食物、营养液、水分和药物的方法，是临床上提供和补充营养极为重要的方法之一。根据导管插入的途径，可分为：① 口胃管：导管由口腔插入胃内；② 鼻胃管：导管经鼻腔插入胃内；③ 鼻肠管：导管由鼻插入小肠；④ 胃造瘘管：导管经胃造瘘口插入胃内；⑤ 空肠造瘘管：导管经空肠造瘘口插入空肠内。临床上以鼻饲法最常用。

鼻饲法（nasogastric gavage）是将胃管经鼻腔插入胃内，从管内灌注流质饮食、水和药物的方法。

【目　的】

为保证摄入足够的热能和营养素、供给药物，鼻饲法适用于：

（1）不能经口进食者，如：昏迷、口腔疾患及口、咽、气管手术后；不能张口的患者（如破伤风患者）。

（2）拒绝进食者（如特殊境遇者、精神病症状发作）。

（3）早产儿和病情危重的患者。

【操作前准备】

1. 评估患者并解释

（1）评估：患者病情、意识状态、治疗情况、鼻腔情况、心理状态及合作程度。

（2）解释：向患者及家属解释操作目的、过程及操作中的配合方法。

2. 患者准备

了解鼻饲的目的、操作过程及注意事项，愿意配合。食管、胃底静脉曲张、食道梗阻患者禁用鼻饲法。

3. 护士准备

衣帽整洁，修剪指甲，洗手，戴口罩。

4. 用物准备

（1）鼻饲包内放置：胃管、治疗碗、镊子、止血钳、压舌板、纱布、50 mL 注射器、治疗巾。

（2）治疗盘内放置：鼻饲流质 200 mL（38～40 ℃）、温开水适量、石蜡油、松节油（必要时）、棉签、胶布、夹子或橡胶圈、别针、听诊器、手电筒、弯盘。

5. 环境准备

环境清洁，无异味。

【知识链接】

胃管种类

1. 橡胶胃管

最早使用的胃管，由橡胶制成，管壁较厚，质量重，对鼻咽黏膜有刺激性。价格便宜，可重复灭菌使用，一般留置时间≤7 d。

2. 硅胶胃管

由硅胶制成，质量轻，弹性好，与组织相容性好；对鼻咽黏膜刺激性小；管壁柔软、透明，便于观察。价格较低廉，留置胃管时间较长。

3. DRW 胃管

由无毒医用高分子材料精制而成，前端钝化，多个侧孔，表面光滑，不易损伤食管及胃黏膜；管壁显影、可透视置入部位，易于掌握插入深度。尾端有多用接头，可与注射器、吸引器等紧密连接，置管时间较长。

【操作步骤】

步　骤	要点与说明
▲ 插　管	
1. 核对　核对患者姓名、床号，询问是否使用便器	● 确认患者，避免差错事故发生
2. 安置体位　有义齿者取下义齿；协助患者取坐位或半坐位，无法坐起者取右侧卧位，昏迷患者取去枕仰卧位	● 取下义齿，防止脱落误吸；坐位有利于患者吞咽，根据解剖原理，右侧卧位利于胃管插入；头向后仰利于昏迷患者胃管插入
3. 铺治疗巾　铺治疗巾于患者颌下，置弯盘于易取用处	
4. 观察清洁　观察鼻腔，选择通畅无疾患一侧，用浸过清水的棉签清洁鼻腔	● 鼻腔通畅，便于插管
5. 测量、标记胃管　成人插入长度为 45～55 cm，相当于患者鼻尖至耳垂再到剑突或前额发际至剑突距离（图 4-1）；婴幼儿为 14～18 cm，相当于患儿眉间至剑突与脐中点的距离	● 应根据患者身高确定个体化的长度，为防止反流、误吸，插管长度可在 55 cm 以上；若需经胃管注入刺激性药物，可将胃管再向深部插入 10 cm
6. 润滑胃管　用石蜡油纱布润滑胃管前端 10～20 cm	● 润滑胃管可减少插入时的摩擦阻力
7. 插入胃管　一手持纱布托住胃管，一手持镊子夹住胃管前端，沿选定侧鼻孔先稍向上平行再向后下缓慢插入，至咽喉部时（10～15 cm）根据患者具体情况进行插管	● 插管时动作轻柔，防止损伤鼻腔及食道黏膜，尤其是通过食管 3 个狭窄部位（环状软骨水平处，平气管分叉处，食管通过膈肌处）时

步 骤	要点与说明
（1）清醒患者：嘱患者做吞咽动作，顺势将胃管向前推进至预定长度	● 吞咽动作可帮助胃管迅速进入食管，必要时可让患者饮少量温开水
（2）昏迷患者，托起患者头部，使其下颌靠近胸骨柄，缓缓插入胃管至预定长度（图4-2）	● 下颌靠近胸骨柄以增大咽喉通道的弧度，提高插管的成功率 ● 若插管过程中患者出现恶心、呕吐，可暂停插管，并嘱患者做深呼吸。如患者出现呛咳、呼吸困难、发绀等，表明胃管误入气管，应立即拔出胃管，休息片刻后重新插管。插入不畅时应检查口腔，了解胃管是否盘在口咽部，或将胃管抽出少许，再重新插入
8. 验证胃管 当胃管插入预定长度时需确认胃管是否在胃内，其方法主要有：① 抽：接注射器于胃管末端回抽，能抽出胃液；② 听：将听诊器放至胃部，用注射器注入 10 mL 空气能听到气过水声；③ 看：将胃管末端放入水中，无气泡逸出	
9. 固定胃管 确定胃管在胃内后，用胶布分别固定于鼻翼及面颊部	● 防止胃管移动和滑出
10. 灌注食物 连接注射器于胃管开口端抽吸见有胃液，再缓慢注入少量温开水；缓慢注入鼻饲液或药液；鼻饲完毕，再注入少量温开水	● 每次灌注食物前应抽吸胃液以确定胃管在胃内及胃管是否通畅。温开水可润滑管腔，防止鼻饲液黏附于管壁 ● 每次注入前应先测试温度，以 38～40 ℃ 为宜；每次鼻饲量不超过 200 mL，间隔时间>2 h 每次抽吸鼻饲液时应反折胃管末端，避免空气灌入，引起腹胀 ● 冲净胃管，防止鼻饲液存积于管腔中变质，造成胃肠炎或堵塞管腔
11. 处理胃管末端 鼻饲完毕，将胃管末端反折，用夹子夹紧，或将末端塞子塞好，用纱布包好，用安全别针固定于枕旁或患者衣领处	● 防止食物反流；防止胃管脱落
12. 操作后处理	
（1）协助患者清洁口、鼻腔，整理床单位，嘱患者维持原卧位 20～30 min	● 维持原体位有助于防止呕吐
（2）洗净鼻饲用过的注射器、治疗碗等，放于治疗盘内，用纱布盖好备用	● 鼻饲用物应每天清洗消毒
（3）洗手	

步　骤	要点与说明
（4）记录	● 记录鼻饲时间，鼻饲液种类、量、患者的反应等
▲ 拔　管 1. 操作前准备 （1）核对患者姓名、床号 （2）夹紧胃管末端，放于弯盘内，轻轻揭去固定胶布	● 用于长期鼻饲需要更换胃管或停止停饲时 ● 定期更换胃管（普通胃管每周更换一次，硅胶胃管每月更换一次），于晚间末次喂食后拔管，次日晨再由另一侧鼻孔插入
2. 拔出胃管　用纱布包裹近鼻孔处胃管，嘱患者深呼吸，在患者呼气时拔管，边拔边用纱布擦胃管，胃管插入端到咽喉处应快速拔出	● 到咽喉处应快速拔出，以免管内残留液体滴入气管
3. 操作后处理 （1）将拔出胃管盘入弯盘中，移出患者视线外 （2）清洁患者口、鼻、面部，擦去胶布痕迹，并取舒适卧位，整理病床单位 （3）清理用物 （4）洗手 （5）记录	● 避免污染床单位，减少患者的视觉刺激 ● 可用松节油除去胶布痕迹 ● 记录拔管时间及患者反应

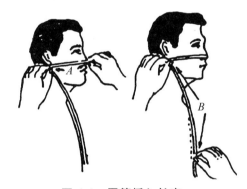

图 4-1　胃管插入长度

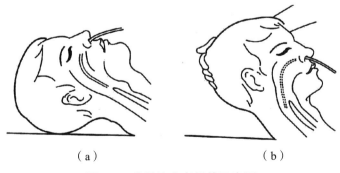

（a）　　　　　　　　　　（b）

图 4-2　为昏迷患者插管示意图

【操作后评价】

（1）有效沟通，患者和家属已了解插管的目的，并能主动配合。

（2）操作方法正确，无黏膜损伤、出血、误吸等并发症。

（3）确保胃管固定于正确位置，无脱出。

（4）管饲饮食温度适宜，保证患者基本营养素、水分和药物的供给。

（5）拔管后患者无不适反应。

【健康教育】

（1）向患者及家属介绍管饲饮食的目的、操作过程及插管中可能出现的不适及配合方法。

（2）向患者及家属讲解管饲饮食制作方法、温度、量、进食时间、灌注方法、患者卧位。

（3）介绍胃管保留的时间、更换胃管的相关知识。

二、要素饮食

要素饮食（elemental diet）又称元素饮食，是一种化学组成明确的精制食物，含有人体所必需的易于消化吸收的营养成分（包括游离氨基酸、单糖、主要脂肪酸、维生素、无机盐和微量元素），与水溶液混合后可以形成溶液或较为稳定的悬浮液。要素饮食的特点是无须经过消化过程，可直接被肠道吸收，且营养全面，干粉制剂还具有携带方便、易于保存的特点。

要素饮食在临床营养治疗中可保证危重患者的能量及营养素的摄入，改善患者营养状况，促进伤口愈合，以达到治疗及辅助治疗的目的。

（一）适应证与禁忌证

1. 适应证

（1）消化道疾患：如急性胰腺炎、肠炎、消化道瘘、短肠综合征等患者。

（2）外科手术前后需要补充营养的患者。

（3）高代谢患者，如严重烧伤、创伤、严重感染等患者。

（4）肿瘤或其他消耗性疾病引起慢性营养不良患者。

（5）免疫功能低下患者。

2. 禁忌证

（1）消化道出血患者。

（2）3个月以内的婴儿。

（3）糖尿病、胃切除后患者应慎用。

（二）分　类

要素饮食根据用途可分为营养治疗和特殊治疗两类。营养治疗要素饮食主要包含单糖、游离氨基酸、脂肪酸、维生素、无机盐和微量元素等。特殊治疗要素饮食是主要针对不同患者，增减相应营养素以达到治疗目的的一种特殊要素饮食，主要有适用于肾功能衰竭的以必需氨基酸为主的要素饮食、适用于肝功能损害的高支链低芳香族氨基酸要素饮食、适用于苯丙酮尿症的低苯丙氨酸要素饮食等。

（三）用　法

根据病情需要，将粉状要素饮食按比例添加水溶剂，配制成适宜浓度的液体要素饮食，可通过口服、鼻饲或经胃空肠造瘘口滴注供给患者。因一般要素饮食口味欠佳，故临床较少应用，也有一些要素饮食添加适量调味品以改善口感，适于口服。

1. 口　服

适用于病情较轻且能经口进食的患者。剂量从 50 mL/次，渐增至 100 mL/次，6～10次/d，可添加菜汤、果汁等调味。

2. 鼻　饲

主要用于非危重，经鼻胃管或造瘘管行胃内管饲者，每次 250～400 mL，4～6 次/d。优点是操作方便，缺点是较易引起恶心、呕吐、腹泻、腹胀等胃肠道症状。

3. 滴　注

（1）间歇滴注：将配好的要素饮食或现成制品，放入有盖吊瓶内，经输注管缓慢注入，4～6 次/d，400～500 mL/次，每次滴注时间 30～60 min。

（2）连续滴注：装置与间歇滴注相同，在 12～24 h 内持续滴入，或用胃肠营养泵保持恒定滴速，多用于经空肠管饲的危重患者。

（四）并发症

在应用过程中，可因营养制剂选择不当、配制不合理、污染或护理不当等因素引起各种并发症。

（1）机械性并发症：与插入位置、营养管的硬度等有关，主要有管道阻塞、鼻咽部和食管黏膜损伤。

（2）感染性并发症：营养液误吸可导致吸入性肺炎，若肠道造瘘患者的营养管滑入腹腔可导致急性腹膜炎。

（3）代谢性并发症：可出现高血糖或水电解质紊乱。

（4）胃肠道并发症：发生恶心、呕吐、腹痛、腹胀、腹泻、便秘等并发症。

（五）护理要点

（1）要素饮食的营养成分、用量、浓度、滴入速度应根据患者的病情个体化。应用原则一般是由低、少、慢开始，逐渐增加，待患者耐受后，再稳定配餐标准、用量和速度。

（2）配制要素饮食时，应严格无菌操作，所需器具、导管等均需消毒灭菌后使用。

（3）已配制好的溶液应放于 4 ℃ 冰箱内保存，24 h 内用完，防止被细菌污染或放置时间过长而变质。

（4）保持输注管道畅通。每日用温开水或生理盐水冲洗管腔 1~2 次，防止堵塞或食物积滞管腔而腐败变质。

（5）要素饮食不能用高温蒸煮，但可适当加温，其口服温度一般为 37 ℃ 左右，鼻饲及经造瘘口注入时的温度为 39~41 ℃。

（6）滴注过程中应经常巡视患者，如出现恶心、呕吐、腹胀、腹泻等症状，应及时查明原因，按需要调整速度、温度，反应严重者可暂停滴入。

（7）应用要素饮食期间应定期检查血糖、尿糖、血尿素痰、电解质、肝功能等指标，观察尿量、大便次数及性状，并记录体重，做好营养评估。

（8）要素饮食停用时应逐渐减量，避免骤停引起低血糖反应。

三、胃肠外营养

胃肠外营养（parenteral nutrition，PN）是指根据患者病情需要，通过周围静脉或中心静脉输入所需的全部热能及营养素，包括氨基酸、脂肪、糖类、维生素、微量元素等成分，使患者在不进食的状况下，仍然可以维持良好的营养状态的一种营养支持方法。用于各种原因引起的不能从胃肠道摄入营养、消化吸收障碍、超高代谢以及胃肠道需要充分休息等的患者，保证热量及营养素的摄入，从而维持机体新陈代谢，促进康复。

（一）适应证与禁忌证

1. 适应证

（1）不能口服者：如无法吞咽、食道梗塞、幽门梗阻、肠梗阻等。

（2）不宜口服者：如胃肠瘘、溃疡性结肠炎、急性胰腺炎、复杂的胃肠手术后。

（3）口服不能满足需要者：如慢性感染、短肠综合征、吸收不良综合征、严重灼伤、恶性肿瘤化疗或放疗期间、神经性厌食症等。

（4）特殊情况：如急性肾功能衰竭、肝功能衰竭、心力衰竭等。

2. 禁忌证

（1）严重水、电解质平衡、酸碱平衡紊乱患者。

（2）严重呼吸、循环衰竭患者。

（二）分　类

根据补充营养的量，胃肠外营养可分为部分胃肠外营养（PPN）和全胃肠外营养（TPN）两种。根据途径不同，胃肠外营养可分为周围静脉营养及中心静脉营养。短期、部分营养支持或中心静脉置管困难时，可采用周围静脉营养；长期、全量补充营养时宜选用中心静脉营养。目前临床上常采用上腔静脉插管，可经锁骨下静脉、颈内静脉、颈外静脉等将导管送入上腔静脉。

（三）用　法

胃肠外营养的输注方法有全营养混合液输注及单瓶输注两种。

1. 全营养混合液输注

将每天所需的营养物质在无菌条件下按次序混合入由聚合材料制成的输液袋或玻璃容器后再输注的方法。这种方法的优点是热氮比例平衡、多种营养素同时进入体内而增加节氮效果；同时简化输液过程，节省时间；另外可减少污染和降低代谢性并发症的发生。

2. 单瓶输注

在无条件进行全营养混合液输注时，可单瓶输注。此方法由于各营养素非同步进入机体而不利于营养素的有效利用；另外，单瓶输注高渗葡萄糖或脂肪乳，致使短时间内进入体内的葡萄糖或脂肪乳量较多，易发生代谢性并发症。

（四）并发症

在患者应用胃肠外营养的过程中，可能发生的并发症有：

1. 与中心静脉置管有关的并发症

在中心静脉置管时，可因患者体位不当、穿刺方向不正确等引起气胸、血胸、血肿、臂丛神经损伤、导管扭曲或折断等。

2. 感染性并发症

置管时无菌操作不严格、局部伤口护理不当、营养液污染以及导管长期留置可引起穿刺部位感染、导管性脓毒症等感染性并发症；长期肠外营养也可发生肠源性感染。

3. 代谢性并发症

营养液输注浓度、速度不当或突然停用均可引起高血糖症、低血糖症、氨基酸代谢异常、脂肪代谢异常、水电解质平衡紊乱、微量元素缺乏、肝功能损害等。长期肠外营养也可引起胆汁淤积、肠黏膜萎缩等并发症。

（五）护理要点

（1）严格无菌操作，包括三个环节，即穿刺置管、配制营养液及置管处护理均需保持无菌，所有用具需灭菌后方可使用；输液导管及输液袋每 24 h 更换一次；导管进入静脉处的敷料每 24 h 更换一次，更换时注意观察局部皮肤有无异常征象。

（2）输液浓度应由较低浓度开始，逐渐增加，输液开始时缓慢，逐渐增加滴速，一般成人首日输液速度 60 mL/h，次日 80 mL/h，第三日 100 mL/h。

（3）输液过程中注意保持导管畅通，防止液体中断或导管脱落，防止发生空气栓塞；输液间歇，静脉导管要用肝素封管，防止管内残余血液凝固，堵塞管腔。

（4）已配制好的溶液应放于 4 ℃冰箱内保存，24 h 内用完，防止被细菌污染或放置时间过长而变质。

（5）静脉营养导管处禁忌输入其他液体、药物及血液，也不可在此处采集血标本或监测中心静脉压等。

（6）加强巡视观察。如发现患者有恶心、心慌、出汗、胸闷及寒战、高热等症状时，应查明原因，调整滴速或给予相应处理。

（7）做好监测，定期检查血常规、电解质、血糖、尿糖、血生化、肝、肾功能等项目，以便根据体内代谢变化及时调整营养液配方，防止发生并发症。

（8）定期对患者的饮食、胃肠功能、营养状况进行评估，尽早恢复胃肠功能。逐步由胃肠外营养转向胃肠内营养，停用胃肠外营养应在 2~3 d 内逐渐减量。

【思考题】

一、解释名词

1. 基本饮食
2. 管饲饮食
3. 要素饮食
4. 胃肠外营养

二、选择题

1. 下列属于医院的基本饮食的是（　　　）。
    A. 高热量饮食　　　　B. 高蛋白饮食　　　　C. 低盐饮食
    D. 流质饮食　　　　　E. 低脂肪饮食

2. 低蛋白饮食的适用范围是（　　　）。
    A. 长期消耗性疾病患者　　B. 甲状腺功能亢进患者
    C. 肝性脑病患者　　　　　D. 高热患者
    E. 高脂血症患者

3. 潜血试验饮食在试验前 3 天应禁食下列哪些食物？（　　　）
    A. 萝卜、菜花　　　　B. 西红柿、猪肉　　　　C. 奶类食品、米面
    D. 猪肝与绿色蔬菜　　E. 稀饭、馒头

4. 鼻饲管喂前，能确定胃管在胃内的是（　　　）。
    A. 抽吸胃管，无气体抽出
    B. 抽吸胃管，有气体抽出
    C. 抽吸胃管，有胃液被抽出
    D. 向胃管注入 10 mL 空气，在脐部听到气过水声向
    E. 胃管内注入 10 mL 温开水，在胃部听到气过水声

5. 患者男，59 岁，中上腹疼痛不适，为检查患者是否有上消化道出血，需为该患者准备的饮食是（　　　）。

    A. 要素饮食　　　　　　B. 高纤维素饮食　　　　　　C. 潜血试验饮食

    D. 无盐低钠饮食　　　　E. 胆囊造影饮食

三、问答题

1. 简述如何帮助患者通过调整饮食完成胆囊造影检查。

2. 患者，女，42 岁，因"消瘦，烦躁 3 个月"主诉入院，入院诊断为"甲状腺功能亢进"。请问：患者入院后给予何种饮食？若患者需要进一步做 ^{131}I 试验，则患者在试验前应禁食哪些食物？若患者行甲状腺大部切除术治疗，麻醉清醒后患者应采用哪种饮食？

（陈小菊）

第五章

患者排泄的管理

　　排泄是人体基本的生理需要之一，是维持生命的必要条件，是机体将新陈代谢所产生的终产物排出体外的生理过程。人体排泄体内代谢终产物的途径有皮肤、呼吸道、消化道及泌尿道，其中消化道和泌尿道是主要的排泄途径。医务人员应掌握与排泄有关的知识和技术，帮助或指导人们维持正常的排泄功能，使之获得最佳的健康和舒适状态。

第一节　灌肠术

一、概　述

（一）影响排便的因素

　　生理、心理、社会文化、饮食与活动、病理等因素均可影响排便，医护人员应了解这些因素并对其进行分析，以明确患者排便方面的健康问题。

　　1. 生理因素

　　2～3岁以下的婴幼儿由于神经肌肉系统发育不全，常不能控制排便。老年人随着年龄增加，腹壁肌肉张力下降，胃肠蠕动减慢，肛门括约肌松弛，导致肠道排泄控制力下降，较易出现排便功能的异常。

　　2. 饮　食

　　足量的水分与均衡饮食摄入是维持正常排便的重要因素。食物中充足的纤维可保证必要的粪便容积，刺激肠蠕动，促进排便。每日摄入足量的水分，可以液化食糜使其能顺利通过肠道。当摄食量过少、食物中缺少纤维或摄入液体量不足时，无法产生足够的粪便容积和液化食糜，食糜在肠道内滞留时间延长，水分在大肠的再吸收增加，使粪便变硬、排便困难而发生便秘。

　　3. 活　动

　　活动可刺激肠蠕动，有助于维持正常的排便功能。当个体长期卧床、缺乏活动时，可因肌肉张力减退而致排便困难。

　　4. 个人排便习惯

　　在日常生活中，许多人都有自己的排便习惯，如晨起排便、蹲姿排便、使用某种固定的便具、排便时从事某种活动如阅读等。当这些习惯因环境改变无法维持时，就可能影响正常排便。

5. 心理因素

心理因素是影响排便的又一重要因素。精神抑郁时，身体活动减少，肠蠕动减少，易导致便秘。情绪紧张、焦虑、愤怒时，肠蠕动增加，易导致腹泻的发生。

6. 社会文化因素

在现代社会，排便是个人隐私的观念已被大多数的社会文化所接受。当个体因健康问题需要他人协助而丧失隐私时，个体就有可能压抑排便的需要而造成便秘等问题的发生。

7. 治疗和检查

某些药物可直接影响肠道活动，如缓泻剂可软化粪便，刺激肠蠕动，促进排便，而长期使用缓泻剂则可降低直肠感受器的敏感性，导致慢性便秘的发生；长时间服用抗生素，可抑制肠道正常菌群而导致腹泻的发生。手术患者因术中使用麻醉剂致肠壁肌肉暂时性麻痹或术后因伤口疼痛使用止痛剂引起排便困难；胃肠道的 X 线检查常需灌肠或服用钡剂，也可影响正常的排便活动。

8. 疾 病

消化道本身的疾病或身体其他系统的病变亦可影响正常的排便活动。如大肠癌、结肠炎可致排便次数增加；脊髓损伤、脑卒中等可致排便失禁。

（二）粪便性状的评估

通常情况下，粪便的性状可以反映整个消化系统的功能状况。

1. 次数和量

排便次数因人而异，一般成人每日排便 1~3 次，量约 100~300 g。成人 >3 次/天或<3 次/周；婴幼儿 >6 次/天或<1 次/1~2 天为异常。排便量的多少与饮食种类、数量、摄入液体量、消化器官功能等有关。

2. 形状与软硬度

正常人的粪便为成形软便。肠道部分梗阻或直肠狭窄时，粪便常呈扁条形或带状；便秘时粪便坚硬，呈栗子样；急性肠炎或消化不良时可出现稀便或水样便。

3. 颜 色

正常成人粪便呈黄褐色或棕黄色。婴儿粪便呈黄色或金黄色。粪便的颜色可因摄入食物种类不同或摄入某些药物而发生改变，如食用大量绿叶蔬菜，粪便可呈暗绿色；摄入动物血或含铁药物，粪便可呈无光样黑色。如果粪便颜色改变与上述情形无关，表明消化系统有病理变化存在。果酱样便提示肠套叠、阿米巴痢疾；粪便表面粘有鲜红色血液提示痔疮出血或肛裂；暗红色血便提示下消化道出血；柏油样便提示上消化道出血；白陶土色便提示胆道梗阻；白色"米泔水"样便提示霍乱、副霍乱。

4. 内容物

粪便内容物主要为食物残渣、脱落的肠上皮细胞、细菌、机体代谢后的废物如胆色素衍生物等以及少量黏液和水。当消化道有感染或出血时，粪便中可混入或粪便表面附有血液、脓液或肉眼可见的黏液；肠道寄生虫感染时，粪便中可检出蛔虫、蛲虫、绦虫节片等。

5. 气 味

正常时粪便气味因膳食种类而异，强度由腐败菌的活动性及动物蛋白质的量而定。肉食者味重，素食者味轻。消化吸收不良患者，粪便可呈酸臭味；严重腹泻患者因未消化的蛋白质与腐败菌作用，粪便呈恶臭味；上消化道出血患者的粪便呈腥臭味；下消化道溃疡或恶性肿瘤患者的粪便呈腐臭味。

（三）异常排便的评估

正常情况下，人的排便活动受意识控制，无障碍，无痛苦。许多因素可影响正常的排便功能而出现排便活动的异常变化。

1. 便 秘

便秘（constipation）是指排便次数减少，排出过干过硬的粪便，且排便不畅、困难。患者主诉腹胀、腹痛、消化不良、食欲不佳、排便费力、粪便干硬，部分患者还伴有头痛、乏力、失眠等表现。检查：舌苔变厚、触诊腹部较硬实且紧张，有时可触及包块，肛诊可触及粪块。

引起便秘的原因常不是单一的，常见的原因有：饮食不合理，摄食量过少，食物中缺少纤维或摄入液体量不足；长期卧床或活动减少，腹壁肌肉张力下降，肠蠕动减慢；排便习惯不良，常遏制便意，或排便习惯因卧床、缺乏隐蔽的环境而发生改变；滥用缓泻剂、栓剂和灌肠；直肠、肛门手术；疾病因素，如甲状腺功能减退、低血钙、中枢神经系统功能障碍、肠道器质性疾病等。

随着人们饮食结构的改变、精神心理负担的加重和社会因素等影响，慢性便秘已成为影响人们生活质量的重要病症。长期便秘可继发痔疮、诱发心脑血管疾病、增加肠癌患病风险、引起焦虑、抑郁等情绪异常。

2. 粪便嵌塞

粪便嵌塞（fecal impaction）是指粪便持久滞留堆积在直肠内，坚硬不能排出。患者主诉腹部胀痛，直肠肛门疼痛，反复有排便冲动却不能排出粪便，仅少量液化的粪便从肛门渗出。

粪便嵌塞常发生于慢性便秘的患者。由于便秘未能及时解除，粪便滞留在直肠内，水分被持续吸收，而乙状结肠推进的粪便又不断加入，最终使粪块变得又大又硬不能排出。

3. 肠胀气

肠胀气（flatulence）是指肠道内有过量气体积聚，不能排出。患者主诉腹胀、痉挛性疼痛、呃逆。查体：腹部膨隆，叩诊呈鼓音。当肠胀气压迫膈肌和胸腔时，可出现气急、呼吸困难。

一般情况下，胃肠道内的气体约有 150 mL。胃内的气体可通过口腔嗳出，肠道内的气体部分在小肠被吸收，其余通过肛门排出，一般不会导致不适。当食入过多的产气性食物，吞入大量空气，实施肠道手术，肠蠕动减少，发生肠道梗阻时，可出现肠胀气。

4. 腹　泻

腹泻（diarrhea）是指排便次数增多，频繁排出松散稀薄的不成形便，甚至水样便，粪便中可带有黏液、脓血或未消化的食物。如每日排便 3 次以上，或每天粪便总量 > 200 g，其中粪便含水量 > 80%，则可认为是腹泻。患者常主诉肠痉挛、肠鸣、腹痛、恶心、呕吐、有急于排便的需要和难以控制的感觉，自觉疲乏。检查：肠鸣音亢进、粪便不成形或呈液体状。

引起腹泻的原因有：饮食不当或使用泻剂过量；情绪紧张焦虑；消化系统疾患，如慢性萎缩性胃炎、细菌等感染所引起的肠炎、胆石症等；急性中毒；身体其他系统疾患，如甲状腺功能亢进、肾上腺皮质功能减退、过敏性紫癜、尿毒症等；某些药物的不良反应等。

短暂的腹泻有助于机体排出肠道内刺激性和有害物质，是机体的保护性反应。但是，持续严重的腹泻，可造成机体内大量水分和消化液丢失，出现水、电解质和酸碱平衡紊乱。长期腹泻者，因机体无法吸收营养物质，还可出现营养不良。

5. 排便失禁

排便失禁（fecal incontinence）是指排便不受意识的控制，患者不自主地排出粪便。

引起排便失禁的原因有：神经肌肉系统的病变或损伤如瘫痪，消化道疾患，精神障碍，情绪失调等。

二、灌肠术的实施

灌肠术（enema）是将一定量的溶液通过肛管，由肛门经直肠灌入结肠的技术，以达到帮助患者清洁肠道、排便、排气或由肠道供给药物达到治疗的目的。灌肠可分为保留灌肠（retention enema）和不保留灌肠（non-retention enema）。不保留灌肠又分为大量不保留灌肠（large volume non-retention enema）和小量不保留灌肠（small volume non-retention enema）。为了达到清洁肠道的目的而反复使用大量不保留灌肠，称为清洁灌肠（cleansing enema）。

（一）大量不保留灌肠

【目　的】

（1）软化粪便，解除便秘、肠胀气。
（2）清洁肠道，为肠道手术、检查或分娩做准备。
（3）稀释并清除肠道内的有害物质，减轻中毒。
（4）灌入低温液体，为高热患者降温。

【操作前准备】

1. 评估患者

（1）患者的年龄、病情、意识状态、灌肠的目的。

（2）患者的排便情况，肛周皮肤、黏膜是否完好。

（3）患者的心理状况、合作程度及生活自理能力。

2. 患者准备

（1）向患者及家属解释灌肠的目的、操作过程及相关知识，取得患者的配合。

（2）嘱患者排尿。

3. 操作者准备

着装整洁，修剪指甲，洗手，戴口罩。

4. 用物准备

（1）治疗车上层：放置治疗盘，内置：灌肠液（遵医嘱）、一次性灌肠器包（包内有灌肠袋、引流管、肛管一套，垫巾、肥皂冻 1 包，纸巾数张，手套）、弯盘、水温计、医嘱执行本、手消毒液。

常用灌肠溶液有：0.1% ~ 0.2%的肥皂液，0.9%氯化钠溶液。成人每次用量为 500 ~ 1 000 mL，小儿 200 ~ 500 mL。溶液温度以 39 ~ 41 ℃ 为宜，降温时用 28 ~ 32 ℃，中暑用 4 ℃。

（2）治疗车下层：便盆、便盆巾、生活垃圾桶、医用垃圾桶（内置一次性黄色医用垃圾袋）。

（3）其他：输液架。

5. 环境准备

酌情关闭门窗，用帷帘或屏风遮挡患者。保持合适的室温和足够的照明。

【操作步骤】

步　骤	要点与说明
1. 正确评估，耐心解释	
（1）根据医嘱，核对并评估患者	● 确认患者并了解病情
	● 急腹症患者、妊娠、严重心血管疾病等患者禁忌灌肠
（2）向患者解释说明大量不保留灌肠的目的、过程及方法	● 解除患者的紧张情绪，使患者有安全感
	● 尊重患者的知情同意权，且告知方法能够被患者接受、理解，并能做到有效配合
2. 用物准备，操作者准备	● 肝性脑病者灌肠，禁用肥皂水，以减少氨的产生和吸收；充血性心力衰竭和水钠潴留患者禁用 0.9%氯化钠溶液灌肠

步　骤	要点与说明
（1）洗手，戴口罩，备齐用物，携至床旁	● 七步洗手方法正确 ● 备齐用物，减少工作量 ● 用物安全、有效，放置合理
（2）核对床头卡、医嘱，询问患者姓名，再次解释	● 确认患者
（3）核对灌肠溶液：种类、量、温度、质量	● 正确选用灌肠溶液，掌握溶液的温度、浓度和量
3. 环境和患者准备	
（1）关闭门窗，屏风遮挡患者，请无关人员回避	● 保护患者隐私
（2）移床旁椅至操作同侧的床尾，将便盆放于床尾的床旁椅上，打开便盆巾	● 方便应急时使用
（3）准备体位：协助患者取左侧卧位，双腿屈膝，褪裤至膝部，臀部移至床沿，臀下垫一次性垫巾。盖好被子，暴露臀部。卫生纸放于垫巾上	● 该姿势使乙状结肠、降结肠处于下方，利用重力作用使灌肠液顺利流入乙状结肠和降结肠 ● 不能自我控制排便的患者可取仰卧位，臀下垫便盆 ● 保暖
4. 准备灌肠袋：戴手套，将灌肠袋挂于输液架上，袋内液面高于肛门 40~60 cm	● 保持一定灌注压力和速度。如灌肠筒过高，压力过大，液体流入速度过快，不易保留，而且易造成肠道损伤。伤寒患者灌肠时溶液不得超过 500 mL，液面不得高于肛门 30 cm
5. 插肛管：润滑肛管前段，排尽管内气体，夹管。一手垫卫生纸分开臀部，暴露肛门，嘱患者深呼吸，另一手将肛管轻轻插入直肠 7~10 cm，固定肛管（图 5-1）	● 防止气体进入直肠 ● 患者放松，便于插入肛管 ● 顺应肠道解剖，勿用力，以防损伤肠黏膜。如插入受阻，可退出少许，旋转后缓慢插入。小儿插入深度为 4~7 cm
6. 灌液、观察：开放管夹，使液体缓慢流入。密切观察袋内液面下降速度和患者的情况	● 注意观察患者反应，遇突发情况能够冷静、恰当处理 ● 液面下降过慢或停止，多由于肛管前端孔道被阻塞，可移动肛管或挤捏肛管，使堵塞管腔的粪便脱落 ● 如患者感觉腹胀或有便意，可降低灌肠筒的高度以减慢流速或暂停片刻，同时嘱患者张口深呼吸以放松腹部肌肉，并转移其注意力，减轻腹压 ● 如患者出现面色苍白、出冷汗、脉速、主诉剧烈腹痛、心慌气促，此时可能发生肠道剧烈痉挛或出血，应立即停止灌肠，与医生联系，给予及时处理

步　骤	要点与说明
7. 拔管：待灌肠液即将流尽时夹管，用卫生纸包裹肛管轻轻拔出，连同一次性灌肠袋弃于医用垃圾桶内，擦净肛门，脱下手套，消毒双手	● 避免拔管时空气进入肠道及灌肠液和粪便随肛管流出
8. 保留灌肠液：协助患者穿好裤子，取舒适卧位。嘱患者尽量保留 5～10 min 再排便	● 使灌肠液在肠中有足够的作用时间，以利粪便充分软化容易排出 ● 降温灌肠，液体要保留 30 min， ● 排便后 30 min，测量体温并记录
9. 排便：对不能下床的患者，给予便盆；扶助能下床的患者上厕所排便	
10. 操作后处理	
（1）整理：排便后及时取出便盆，擦净肛门，协助患者穿好裤子，取舒适卧位。整理床单位，开窗通风	● 保持病房的整齐，去除异味
（2）采集标本：观察大便性状，必要时留取标本送验	● 标本及时送检，避免污染
（3）用物分类处理	● 用物处理及时、准确。对疑有感染、疑有传染的用物按照消毒隔离规范处理，并体现不同类型感染的处理方法，防止病原微生物传播
（4）洗手，在体温单相应栏内记录灌肠结果	● 记录：灌肠时间，灌肠液的种类、量，患者的反应 ● 灌肠后解便一次为 1/E，灌肠后无大便为 0/E ● 为协助中毒患者排出体内毒素或直肠、结肠检查和手术前患者行肠道准备，需反复多次使用大量不保留灌肠。此时，首次灌肠液选用肥皂液，以后用 0.9%氯化钠溶液，直至排出液澄清、无粪块为止

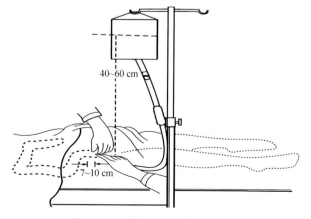

40～60 cm

7～10 cm

图 5-1　大量不保留灌肠示意图

【操作后评价】

（1）护患沟通有效，患者和家属能理解灌肠的目的、意义，且患者能主动配合。

（2）操作中体现对患者的尊重和关心，做到动作规范，过程完整有序。

（3）能够正确处理灌肠过程中出现的常见问题，护理措施及时、有效。

【健康教育】

（1）向患者及家属解释大量不保留灌肠的目的及配合要点。

（2）教会患者及家属配合灌肠的正确方法，确保患者的舒适与安全。

（3）向患者及家属讲解维持正常排便习惯的重要性。

（4）向患者及家属讲解预防便秘的方法，指导患者保持健康的生活习惯。

（二）小量不保留灌肠

由于小量不保留灌肠灌入溶液量小，对肠道刺激性小，故临床常用于危重、年老体弱、小儿、孕妇、腹部或盆腔手术后便秘的患者。

【目　的】

（1）软化粪便，解除便秘。

（2）排除肠道内的气体，减轻腹胀。

【操作前准备】

1. 评估患者

（1）患者的年龄、病情、意识状态、灌肠的目的。

（2）患者的排便情况和肛周皮肤、黏膜是否完好。

（3）患者的心理状况、合作程度及生活自理能力。

2. 患者准备

（1）向患者及家属解释灌肠的目的、操作过程及相关知识，取得患者的配合。

（2）嘱患者排尿。

3. 操作者准备

着装整洁，修剪指甲，洗手，戴口罩。

4. 用物准备

（1）治疗车上层：放置治疗盘，内置：注洗器、治疗碗（内盛遵医嘱准备的灌肠液）、弯盘、肛管、止血钳、一次性垫巾、一次性手套、润滑剂、卫生纸、水温计、棉签、医嘱执行本、手消毒液。

常用灌肠液有："1、2、3"溶液（50%硫酸镁 30 mL、甘油 60 mL、温开水 90 mL），甘油 50 mL 加等量温开水，各种植物油 120～180 mL。溶液温度为 38 ℃。

（2）治疗车下层：便盆和便盆巾、生活垃圾桶、医用垃圾桶（内置一次性黄色医用垃圾袋）。

5. 环境准备

酌情关闭门窗，用帷帘或屏风遮挡患者。保持合适的室温和足够的照明。

【操作步骤】

步　骤	要点与说明
1. 正确评估，耐心解释	
（1）根据医嘱，核对并评估患者	● 确认患者并了解病情
（2）向患者解释说明小量不保留灌肠的目的、过程方法	● 解除患者的紧张情绪，使患者有安全感 ● 尊重患者的知情同意权，且告知方法能够被患者接受、理解，并能做到有效配合
2. 用物准备，操作者准备	
（1）洗手，戴口罩，备齐用物，携至床旁	● 七步洗手方法正确 ● 备齐用物，减少工作量 ● 用物安全、有效，放置合理
（2）核对床头卡、医嘱，询问患者姓名，再次解释	● 确认患者
（3）核对灌肠溶液：种类、量、温度、质量	● 确认医嘱执行正确
3. 环境和患者准备	
（1）关闭门窗，屏风遮挡患者，请无关人员回避	● 保护患者隐私
（2）移床旁椅至操作同侧的床尾，将便盆放于床尾的床旁椅上，打开便盆巾	● 方便应急时使用
（3）准备体位：协助患者取左侧卧位，双腿屈膝，褪裤至膝部，臀部移至床沿，臀下垫一次性垫巾。盖好被子，暴露臀部。卫生纸放于垫巾上	● 利用重力作用使灌肠液顺利流入乙状结肠 ● 保暖
4. 连接、润滑肛管：置弯盘于臀边，戴手套，用注洗器抽吸灌肠液，连接肛管，润滑肛管前段，排气，夹管	● 减少插管时的阻力和对黏膜的刺激
5. 插肛管：一手垫卫生纸分开臀部，暴露肛门，嘱患者深呼吸，另一手将肛管轻轻插入直肠 7～10 cm（图 5-2）	● 患者放松，便于插入肛管 ● 顺应肠道解剖，勿用力，以防损伤肠黏膜。如插入受阻，可退出少许，旋转后缓慢插入

步　骤	要点与说明
6. 注入灌肠液：固定肛管，缓慢注入溶液。注毕夹管，取下注洗器再吸取溶液，松夹后再行灌注。如此反复直至灌肠溶液全部注入完毕	● 注入速度不可过快过猛，以免刺激肠黏膜，引起排便反射 ● 每次注毕应反折或夹闭肛管尾段再取下注洗器吸取溶液，灌注前应排出注洗器内的空气，以防空气进入肠道而出现腹胀 ● 如用一次性灌肠袋，液面距肛门不能超过 30 cm ● 注意观察患者反应，遇突发情况能够冷静、恰当处理
7. 拔管：血管钳夹闭肛管尾端或反折肛管尾端，用卫生纸包住肛管轻轻拔出，放入医用垃圾桶内	● 避免拔管时空气进入肠道及灌肠液和粪便随肛管流出
8. 保留灌肠液：擦净肛门，取下手套弃于医用垃圾桶内。协助患者穿裤，取舒适卧位。嘱患者尽量保留溶液 10～20 min 再排便	● 使灌肠液在肠中有足够的作用时间，以利粪便充分软化容易排出
9. 排便：对不能下床的患者，给予便盆；扶助能下床的患者上厕所排便	
10. 操作后处理	
（1）整理：排便后及时取出便盆，擦净肛门，协助患者穿好裤子，取舒适卧位。整理床单位，开窗通风	● 保持病房的整齐，去除异味
（2）用物分类处理	● 用物处理及时、准确。对疑有感染性、传染性的用物按照消毒隔离规范处理，并按不同感染类型进行处理，防止病原微生物传播
（3）洗手，记录	● 记录：灌肠时间、灌肠液的种类、量，患者的反应 ● 灌肠后解便一次为 1/E，灌肠后无大便为 0/E

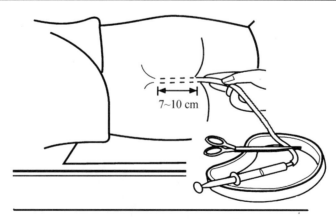

7～10 cm

图 5-2　小量不保留灌肠示意图

【操作后评价】

（1）护患沟通有效，患者和家属能理解灌肠的目的、意义，且患者能主动配合。

（2）操作中体现对患者的尊重和关心，做到动作规范，过程完整有序。

（3）能够正确处理灌肠过程中出现的常见问题，护理措施及时、有效。

【健康教育】

（1）向患者及家属解释小量不保留灌肠的目的及配合要点。

（2）教会患者及家属配合灌肠的正确方法，确保患者的舒适与安全。

（3）向患者及家属讲解维持正常排便习惯的重要性。

（4）向患者及家属讲解预防便秘的方法，指导患者保持健康的生活习惯。

（三）保留灌肠

自肛门灌入药液，保留在直肠或结肠内，通过肠黏膜吸收而达到治疗的目的。

【目　的】

（1）镇静、催眠。

（2）治疗肠道感染。

【操作前准备】

1. 评估患者

（1）患者的年龄、病情、意识状态、灌肠的目的。

（2）患者肠道病变部位、排便情况、肛周皮肤和黏膜是否完好。

（3）患者的心理状况、合作程度及生活自理能力。

2. 患者准备

（1）向患者及家属解释灌肠的目的、操作过程及相关知识，取得患者的配合。

（2）嘱患者排尿、排便。

3. 操作者准备

着装整洁，修剪指甲，洗手，戴口罩。

4. 用物准备

（1）治疗车上层：放置治疗盘，内置：注洗器、治疗碗（内盛遵医嘱准备的灌肠液）、弯盘、肛管（20号以下）、温开水 5～10 mL、止血钳、水温计、润滑剂、棉签、一次性手套、卫生纸适量、一次性垫巾、小垫枕、医嘱执行本、手消毒液。

常用溶液有：① 镇静、催眠：10%水合氯醛；② 抗肠道感染：2%黄连素液，0.5%～1%

新霉素液或其他抗生素溶液。灌肠溶液量不超过 200 mL，溶液温度 38 ℃。

（2）治疗车下层：便盆和便盆巾、生活垃圾桶、医用垃圾桶（内置一次性黄色医用垃圾袋）。

5. 环境准备

酌情关闭门窗，用帷帘或屏风遮挡患者。保持合适的室温和足够的照明。

【操作步骤】

步　骤	要点与说明
1. 正确评估，耐心解释	
（1）根据医嘱，核对并评估患者	● 确认患者并了解病情 ● 肛门、直肠、结肠手术及大便失禁患者，不宜做保留灌肠 ● 保留灌肠前嘱患者排便，排空肠道有利于药液吸收
（2）向患者解释说明保留灌肠的目的、过程及方法	● 解除患者的紧张情绪，使患者有安全感 ● 尊重患者的知情同意权，且告知方法能够被患者接受、理解，并能做到有效配合
2. 操作者和用物准备	
（1）洗手，戴口罩，备齐用物，携至床旁	● 七步洗手方法正确 ● 备齐用物，减少工作量 ● 用物安全、有效，放置合理
（2）核对床头卡、医嘱，询问患者姓名，再次解释	● 确认患者，取得患者的配合 ● 保留灌肠以晚上睡眠前灌肠为宜，因为此时活动减少，药液易于保留吸收
（3）核对灌肠溶液：种类、量、温度、质量	● 确认医嘱执行正确
3. 环境和患者准备	
（1）关闭门窗，屏风遮挡患者，请无关人员回避	● 保护患者隐私
（2）移床旁椅至操作同侧的床尾，将便盆放于床尾的床旁椅上，打开便盆巾	● 方便应急时使用
（3）准备体位：根据病情选择不同的卧位，褪裤至膝部，臀部移至床沿。盖好被子，暴露臀部	● 根据灌肠目的、病变部位确定患者的卧位和肛管插入深度 ● 慢性细菌性痢疾，病变部位多在直肠或乙状结肠，取左侧卧位。阿米巴痢疾病变多在回盲部取右侧卧位，以提高疗效

步　骤	要点与说明
（4）抬高臀部：垫小垫枕和一次性垫巾于臀下，使臀部抬高约 10 cm。卫生纸放于垫巾上	● 抬高臀部防止药液溢出
4. 连接润滑肛管：置弯盘于臀边，戴手套，用注洗器抽吸灌肠液，连接肛管，润滑肛管前段，排气	● 减少插管时的阻力和对黏膜的刺激 ● 防止气体进入直肠
5. 插肛管：一手垫卫生纸分开臀部，暴露肛门，嘱患者深呼吸，另一手将肛管轻轻插入直肠 15～20 cm（图 5-3）	● 患者放松，便于插入肛管 ● 顺应肠道解剖，勿用力，以防损伤肠黏膜。如插入受阻，可退出少许，旋转后缓慢插入
6. 注入灌肠液：固定肛管，缓慢注入溶液，注毕夹管，取下注洗器再吸取溶液，松夹后再行灌注。如此反复直至灌肠溶液全部注入完毕	● 注入速度不可过快过猛，以免刺激肠黏膜，引起排便反射 ● 每次注毕应反折或夹闭肛管尾段再取下注洗器吸取溶液，灌注前应排出注洗器内的空气，以防空气进入肠道而出现腹胀 ● 注意观察患者反应，遇突发情况能够冷静、恰当处理
7. 拔管：药液注入完毕，再注入温开水 5～10 mL，抬高肛管尾端，使管内溶液全部注完，血管钳夹闭肛管尾端或反折肛管尾端，用卫生纸包住肛管轻轻拔出，置于医用垃圾桶内	● 避免拔管时空气进入肠道及灌肠液和粪便随肛管流出
8. 保留灌肠液：擦净肛门，取下手套弃于医用垃圾桶内。嘱患者尽量保留药液在 1 h 以上再排便	● 使灌入的药液在肠中保留较长时间，利于药液充分被吸收 ● 注意观察患者反应
9. 操作后处理 （1）整理：协助患者穿好裤子，取舒适卧位。整理床单位，开窗通风	
（2）用物分类处理	● 用物处理及时、准确。对疑有感染性、传染性的用物按照消毒隔离规范处理，并按不同感染类型进行处理，防止病原微生物传播
（3）洗手，签名，记录	● 记录：灌肠时间、灌肠液的种类、量，患者的反应 ● 保留灌肠时，肛管宜细，插入要深，液量不宜过多，压力应低，灌入速度宜慢，以减少刺激，使灌入的药液能保留较长时间，利于肠黏膜吸收

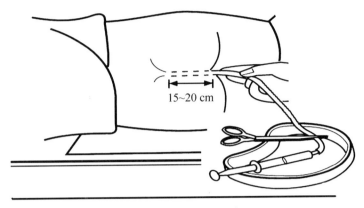

图 5-3　保留灌肠示意图

【操作后评价】

（1）护患沟通有效，患者和家属能理解灌肠的目的、意义，且患者能主动配合。

（2）操作中体现对患者的尊重和关心，做到动作规范、过程完整有序。

（3）能够正确处理灌肠过程中出现的常见问题，护理措施及时、有效。

【健康教育】

（1）向患者及家属解释保留灌肠的目的及配合要点。

（2）教会患者及家属配合灌肠的正确方法，确保患者的舒适与安全。

（3）向患者及家属讲解相关疾病的知识。

（郭文琼）

第二节　导尿术

一、概　述

（一）影响排尿的因素

排尿活动受到诸多因素的影响，护士只有了解这些因素并就具体问题具体分析，方能明确患者排尿方面的健康问题。

1. 生理因素

小儿因大脑发育未臻完善，不能有效地调控初级排尿中枢的活动，故小儿排尿次数多，且易发生夜间遗尿现象。老年人因膀胱肌肉张力减弱，可出现尿频。女性在行经前，多数妇女有液体潴留、尿量减少的现象；行经开始，尿量增加。此外。女性在妊娠时，因子宫增大压迫膀胱，可出现排尿次数增多的现象。

2. 液体和食物的摄入

排尿量、排尿次数与液体的摄入量成正比，液体摄入多，排尿量和排尿次数均增加，反之亦然。摄入液体的种类也影响排尿，如咖啡、茶、酒类饮料有利尿作用。此外，某些食物的摄入也会影响排尿，如含水量多的水果、蔬菜的摄入，可使尿量增多。摄入含盐较高的饮料或食物则会造成水钠潴留，使尿量减少。

3. 个人排尿习惯

许多人在潜意识里会形成一些排尿的习惯，如晨起排尿、蹲姿排尿等。当某些原因，如由于疾病或治疗的限制，患者必须改变其排尿习惯时，将会影响到患者排尿活动的顺利进行。儿童期的排尿训练对其成年后的排尿习惯也会产生影响。

4. 心理因素

心理因素是影响排尿的重要因素。如个体处于焦虑或紧张的情境中会出现尿频、尿急现象。此外，排尿也会受到暗示的影响，听觉、视觉或其他身体感觉的刺激可诱发排尿，如有的人听见流水声便会产生尿意。

5. 社会文化因素

社会文化因素也会影响个体的排尿行为，如排尿最基本的行为规则是需要隐蔽的环境。当个体在缺乏隐蔽的环境中，就有可能压抑排尿的需要而造成尿潴留等问题的发生。

6. 治疗及检查

某些药物会直接影响排尿活动，如利尿剂可使尿量增加，止痛剂、镇静剂可影响神经传导而干扰排尿。外科手术可导致失血、失液，若补液不足，机体因处于缺水状态进而出现尿量减少。手术中使用麻醉剂亦可干扰排尿反射的进行，如有些患者麻醉术后会出现尿潴留。某些诊断性检查前要求患者禁食、禁水，因体液减少而导致尿量减少。

7. 疾　病

如神经系统的损伤和病变，使排尿反射的神经传导和排尿的意识控制发生障碍，出现尿失禁；肾脏的病变使尿液的生成发生障碍，出现少尿或无尿；泌尿系统的肿瘤、结石、狭窄、前列腺肥大等可导致排尿障碍，出现尿潴留。

8. 外界气候因素

夏季炎热，身体大量出汗，体内水分减少，血浆晶体渗透压升高，可引起抗利尿激素分泌增多，导致尿液浓缩和尿量减少；冬季寒冷，身体外周血管收缩，循环血量增加，体内水分相对增加，反射性地抑制抗利尿激素的分泌，导致尿量增加。

（二）尿液性状的评估

正常情况下，排尿受意识控制，无障碍，无痛苦。当排尿或贮尿的任一环节发生障碍时，即可出现排尿活动和尿液性状的异常变化。

1. 尿量和次数

尿量是反映肾功能的重要指标之一。成人日间排尿 3~5 次，夜间 0~1 次。每次尿量约 200~400 mL，24 h 尿量约 1 000~2 000 mL，平均在 1 500 mL 左右。尿量和排尿次数受年龄、液体摄入量、心理因素、气候等多方面因素的影响而发生变化。

2. 颜色

因尿液中含尿胆原和尿色素，故正常新鲜尿液呈淡黄色。当尿液浓缩时，可出现量少色深。尿的颜色还受某些食物或药物的影响，如进食大量胡萝卜或服用核黄素时，尿色可呈深黄色。在病理情况下，尿色可有以下变化：

（1）血尿：尿液中含有红细胞为血尿。血尿颜色的深浅与尿液中所含红细胞数量的多少有关，尿液中红细胞量多时可呈洗肉水色。常见于急性肾小球肾炎、输尿管结石、泌尿系统肿瘤、结核及感染等。

（2）血红蛋白尿：尿液中含有血红蛋白为血红蛋白尿。主要是由于各种原因导致大量红细胞在血管内被破坏，血红蛋白经肾脏排出形成血红蛋白尿，其尿色呈浓茶色或酱油色。常见于血型不合所致的溶血、恶性疟疾等。

（3）胆红素尿：尿液中含有胆红素为胆红素尿。尿色呈深黄色或黄褐色，尿液经振荡后其泡沫亦呈黄色。常见于阻塞性黄疸和肝细胞性黄疸。

（4）乳糜尿：尿液中含有淋巴液为乳糜尿，尿色呈乳白色。常见于丝虫病。

3. 透明度

正常新鲜尿液清澈透明，放置后可出现微量絮状沉淀物，系黏蛋白、核蛋白、盐类及上皮细胞凝结而成。蛋白尿不影响尿液的透明度，但震荡时可产生较多且不易消失的泡沫。新鲜尿液发生混浊可见于以下情况：

（1）尿盐析出：尿盐含量高时，尿液冷却后，可出现尿液混浊，但加热、加酸或加碱后，尿盐溶解，尿液即可澄清。

（2）脓尿：当泌尿系统感染时，尿液中因含有大量的脓细胞、上皮细胞、细菌或炎性渗出物等，故排出的新鲜尿液即呈白色絮状混浊，此种尿液在加热、加酸或加碱后，其混浊度不变。

4. 酸碱反应

正常人尿液呈弱酸性，pH 值为 4.5~7.5。饮食的种类可影响尿液的 pH 值，如进食大量蔬菜时，尿液可呈碱性；进食大量肉类时，尿液可呈酸性。酸中毒患者的尿液可呈强酸性，严重呕吐患者的尿液可呈强碱性。

5. 比重

尿比重的高低主要取决于肾脏的浓缩功能。正常情况下，成人尿比重波动于 1.015~1.025，一般尿比重与尿量成反比。若尿比重持续固定于 1.010 左右，提示肾功能严重障碍。

6. 气　味

正常尿液气味来自尿内的挥发性酸。尿液久置后，因尿素分解产生氨，故有氨臭味。当泌尿道有感染时，新鲜尿液也有氨臭味。糖尿病酮症酸中毒时，因尿液中含有丙酮，故有烂苹果气味。

（三）异常排尿的评估

1. 多　尿

多尿（polyuria）是指 24 h 尿量经常超过 2 500 mL。如糖尿病性多尿，因血糖浓度超过肾糖阈，大量葡萄糖从肾排出，引起渗透性利尿，尿量增多。

2. 少　尿

少尿（oliguria）是指 24 h 尿量少于 400 mL 或每小时尿量少于 17 mL。少尿多见于休克、心功能衰竭及肾功能衰竭患者。

3. 无尿或尿闭

无尿（anuria）或尿闭（urodialysis）是指 24 h 尿量少于 100 mL 或 12 h 内无尿液产生。无尿多见于严重休克和急性肾功能衰竭患者。

4. 膀胱刺激征

膀胱刺激征的主要表现为尿频、尿急、尿痛。单位时间内排尿次数增多称尿频（frequent micturition）；患者突然有强烈尿意，不能控制需立即排尿称尿急（urgent micturition）；排尿时感觉耻骨上区、会阴部及尿道内疼痛或烧灼感称尿痛（dysuria）。尿频、尿急、尿痛三者同时存在时，多见于膀胱炎和尿道炎。

5. 尿潴留

尿潴留（retention of urine）是指尿液大量存留在膀胱内而不能自主排出。当尿潴留时，膀胱容积可增至 3 000～4 000 mL，膀胱高度膨胀，可至脐部。患者主诉下腹胀痛，排尿困难。触诊可见耻骨上膨隆，扪及囊样包块，有压痛，叩诊呈实音。引起尿潴留的原因有：

（1）机械性梗阻：膀胱颈部或尿道有梗阻性病变，如前列腺肥大或肿瘤压迫尿道，造成排尿受阻。

（2）动力性梗阻：膀胱、尿道无器质性梗阻病变，乃因排尿功能障碍引起，如应用阿托品、山莨菪碱等松弛平滑肌的药物或外伤、疾病、使用麻醉剂导致骶髓排尿反射初级中枢活动障碍或抑制时。

（3）其他：各种原因引起的不能用力排尿、不习惯卧床排尿或缺乏隐蔽的环境等，使得排尿不能及时进行。由于尿液存留过多，膀胱过度充盈，致使膀胱收缩无力，造成尿潴留。

6. 尿失禁

尿失禁（incontinence of urine）是指排尿失去意识控制或不受意识控制，尿液不自主地流出。根据发生原因不同，尿失禁可分为：

（1）真性尿失禁：膀胱稍有一些存尿，便会不自主地流出，膀胱处于空虚状态。如昏迷、截瘫患者，因骶髓排尿反射初级中枢与大脑皮层之间的联系受损，排尿反射活动失去大脑皮层的控制，膀胱逼尿肌出现无抑制性收缩。此外，因尿道括约肌损伤或支配括约肌的神经损伤，膀胱与阴道之间有瘘道等，亦可出现真性尿失禁。

（2）假性尿失禁（充溢性尿失禁）：膀胱内贮存部分尿液，当膀胱充盈达到一定压力时，即可不自主溢出少量尿液。当膀胱内压力降低时，排尿即行停止，但膀胱仍呈胀满状态而不能排空。如骶髓排尿反射初级中枢活动受抑制，当膀胱充满尿液导致内压增高时，可不自主溢出少量尿液。

（3）压力性尿失禁：多见于中老年女性，由于膀胱括约肌张力降低、骨盆底部肌肉及韧带松弛，当咳嗽、打喷嚏、大笑或运动时，腹肌收缩，腹压升高，以致不自主地排出少量尿液。随着人口老龄化的加速，压力性尿失禁已成为老年人常见的健康问题。

（4）急迫性尿失禁：当有强烈尿意时，排尿不受意识控制，出现尿液不自主地流出。急迫性尿失禁的发生多与尿路感染、帕金森病、老年退行性变化等有关。

二、导尿术的实施

（一）导尿术

导尿术（catheterization）是指在严格无菌操作下，用导尿管经尿道插入膀胱引出尿液的技术。

【目　的】

（1）为尿潴留患者引流出尿液，以减轻痛苦。

（2）协助临床诊断，如留取未受污染的尿标本作细菌培养，测量膀胱容量、压力及检查残余尿液，进行尿道或膀胱造影等。

（3）协助临床治疗。如为膀胱肿瘤患者进行膀胱内化疗。

【操作前准备】

1. 评估患者

（1）患者的年龄、病情、意识状态及导尿的目的。

（2）患者的卧位、膀胱充盈度及会阴部皮肤黏膜情况。

（3）患者的心理状况、合作程度及生活自理能力。

2. 患者准备

（1）向患者及家属解释导尿的目的、操作过程及相关知识，取得患者的配合。

（2）根据患者的自理能力，自行或协助清洁外阴。

3. 操作者准备

着装整洁，修剪指甲，洗手，戴口罩。

4. 用物准备

（1）治疗车上层：放置治疗盘，内置：一次性灭菌导尿包、弯盘、一次性垫巾、浴巾、医嘱执行本、手消毒液。

一次性灭菌导尿包内置：初步消毒、再次消毒和导尿用物。初步消毒用物有：小方盘、消毒液棉球袋（内置棉球若干个）、镊子、纱布、一次性手套。再次消毒及导尿用物有：弯盘、气囊导尿管（根据患者情况选择合适大小的导尿管）、消毒液棉球袋（4个棉球）、镊子2把、10 mL注射器（自带无菌液体）、润滑油棉球袋、标本瓶、纱布、集尿袋、方盘、孔巾、手套等。

（2）治疗车下层：便盆及便盆巾、生活垃圾桶、医用垃圾桶（内置一次性黄色医用垃圾袋）。

5. 环境准备

酌情关闭门窗，用帷帘或屏风遮挡患者。保持合适的室温和足够的照明。

【操作步骤】

步　骤	要点与说明
1. 正确评估，耐心解释	
（1）根据医嘱，核对并评估患者	● 确认患者并了解病情 ● 严格执行查对制度和无菌技术操作原则
（2）向患者解释导尿的目的、过程及方法，根据患者的自理能力，自行或协助清洁外阴	● 解除患者的紧张情绪，使患者有安全感 ● 尊重患者的知情同意权，且告知方法能够被患者接受、理解，并能做到有效配合
2. 操作者准备，用物准备	
（1）洗手，戴口罩，备齐用物，携至床旁	● 七步洗手方法正确 ● 备齐用物，减少工作量 ● 用物安全、有效，放置合理
（2）核对床头卡、医嘱，询问患者姓名，再次解释	● 确认患者，取得患者的配合
3. 环境准备、患者准备	
（1）关闭门窗，屏风遮挡患者，请无关人员回避	● 保护患者的隐私，并采取适当的保暖措施
（2）移床旁椅至操作同侧的床尾，将便盆放于床尾的床旁椅上，打开便盆巾	● 方便操作
（3）松开床尾盖被，帮助患者脱去对侧裤腿，盖在近侧腿部，并盖上浴巾，对侧腿用盖被遮盖	● 防止受凉
（4）安置体位。协助患者取仰卧屈膝位，两腿略外展，露出外阴	● 方便操作

步　　骤	要点与说明
（5）将一次性垫巾垫于患者臀下，弯盘置于近外阴处，消毒双手，核对检查并将一次性导尿包放于患者两腿之间打开	● 保护床单不被污染 ● 开包时遵循无菌技术操作原则
4. 根据男、女患者尿道的解剖特点进行消毒、导尿	● 严格遵循无菌技术操作原则，预防感染的发生 ● 操作中注意患者的感受，遇突发情况能够冷静、恰当处理 ● 掌握男性和女性尿道的解剖特点，注意插管动作要轻柔
▲ 女性患者导尿 （1）初步消毒：取出初步消毒用物，将消毒液棉球倒入小方盘内。操作者一只手戴上手套，另一只手持镊子夹取消毒液棉球消毒阴阜、大阴唇，接着以戴手套的手分开大阴唇，消毒小阴唇和尿道口；污棉球置弯盘内；消毒完毕脱下手套置弯盘内，将小方盘及弯盘移至床尾处	● 每个棉球限用一次 ● 镊子不可接触肛门区域 ● 消毒顺序：由外向内、自上而下
（2）打开治疗巾：消毒双手，按无菌技术操作原则打开治疗巾	● 嘱患者保持安置的体位，勿移动肢体，以免无菌区域污染
（3）戴无菌手套，铺孔巾：按无菌技术操作原则戴好无菌手套，取出孔巾，铺在患者的外阴处并暴露会阴部	● 使孔巾和治疗巾内层形成一连续无菌区，利于无菌操作，避免污染
（4）整理用物，润滑尿管：按操作顺序整理好用物，取出导尿管，用润滑液棉球润滑导尿管前段，根据需要将导尿管和集尿袋的引流管连接，放于方盘内，取消毒液棉球放于弯盘内	● 方便操作 ● 尿管选择要合适 ● 润滑尿管可减轻尿管对黏膜的刺激和插管时的阻力
（5）再次消毒：弯盘置于外阴处，一手分开并固定小阴唇。另一手持镊子夹取消毒液棉球，分别消毒尿道口、两侧小阴唇、尿道口。污棉球、镊子放入弯盘，移弯盘于近床尾处的无菌区，注意手套勿污染	● 再次消毒顺序：内→外→内，自上而下。每个棉球限用一次，避免已消毒的部位污染 ● 消毒尿道口时稍停片刻，使消毒液发挥消毒效果
（6）插导尿管：一手继续固定小阴唇，另一手将方盘置于孔巾口旁，嘱患者张口呼吸，用另一镊子夹持导尿管对准尿道口轻轻插入尿道 4~6 cm，见尿液流出再插入 1 cm 左右，松开固定小阴唇的手下移固定导尿管，将尿液引入方盘内或集尿袋（图 5-4）	● 插管时，患者张口呼吸，有助于肌肉和尿道括约肌松弛，便于插管 ● 插管时，动作要轻柔，避免损伤尿道黏膜 ● 为女患者插尿管时，应避免误入阴道，如导尿管误入阴道，应更换无菌导尿管，然后重新插管

步　骤	要点与说明
▲ 男性患者导尿	
（1）初步消毒：取出初步消毒用物，将消毒液棉球倒入小方盘内。操作者一只手戴手套，另一只手持镊子夹取消毒液棉球进行初步消毒，依次为阴阜、阴茎、阴囊。然后戴手套的手用无菌纱布裹住阴茎将包皮向后推暴露尿道口。自尿道口向外向后旋转擦拭尿道口、龟头及冠状沟。污棉球、纱布置弯盘内；消毒完毕脱下手套置弯盘内，将小方盘及弯盘移至床尾处	● 每个棉球限用一次 ● 阴茎消毒方法：自根部向龟头方法消毒 ● 包皮和冠状沟易藏污垢，应注意仔细擦拭，预防感染
（2）打开治疗巾：消毒双手，按无菌技术操作原则打开治疗巾	● 嘱患者保持安置的体位，勿移动肢体，以免无菌区域污染
（3）戴无菌手套，铺孔巾：按无菌技术操作原则戴好无菌手套，取出孔巾，铺在患者的外阴处并暴露阴茎	● 使孔巾和治疗巾内层形成一连续无菌区，利于无菌操作，避免污染
（4）整理用物，润滑尿管：按操作顺序整理好用物，取出导尿管，用润滑液棉球润滑导尿管前段，根据需要将导尿管和集尿袋的引流管连接，放于方盘内。取消毒液棉球放于弯盘内	● 方便操作 ● 尿管选择要合适 ● 润滑尿管可减轻尿管对黏膜的刺激和插管时的阻力
（5）再次消毒：一手用纱布包住阴茎并将包皮向后推，暴露尿道口。另一只手持镊子夹消毒液棉球再次消毒尿道口、龟头及冠状沟。污棉球、镊子放入弯盘，移弯盘于近床尾处的无菌区，注意手套勿污染	● 每个棉球限用一次，避免已消毒的部位再污染 ● 再次消毒顺序：自尿道口向外向后旋转擦拭尿道口、龟头及冠状沟
（6）插导尿管：一手继续持无菌纱布固定阴茎并提起，使之与腹壁成 60°，另一手将方盘置于孔巾口旁，嘱患者张口呼吸，用另一镊子夹持导尿管对准尿道口轻轻插入尿道 20～22 cm，见尿液流出再插入 1～2 cm，将尿液引入方盘或集尿袋（图 5-5）	● 使耻骨前弯消失，利于插管 ● 插管时，动作要轻柔，男性尿道有三个狭窄，切忌用力过快过猛而损伤尿道黏膜
5. 夹管、倒尿：当方盘内盛 2/3 满尿液时，夹闭导尿管尾端，将尿液倒入便盆内，再打开导尿管继续放尿；或将尿液引入集尿袋内至合适量	● 注意观察患者的反应及询问其感觉
6. 留取尿标本：若需做尿培养，用无菌试管接取中段尿 5 mL，盖好瓶盖，放置合适处	● 避免碰洒或污染

步　骤	要点与说明
7. 操作后处理	
（1）整理：导尿完毕，轻轻拔出导尿管，撤下孔巾，擦净外阴。收拾导尿用物弃于医用垃圾桶内，撤出患者臀下的一次性垫巾。脱去手套，用手消毒液消毒双手。协助患者穿好裤子，取舒适卧位。整理床单位，开窗通风	● 使患者舒适 ● 保护患者隐私 ● 对膀胱高度膨胀且极度虚弱的患者，第一次放尿不得超过 1 000 mL。因为大量放尿可使腹腔内压突然下降，血液大量滞留在腹腔血管内，可导致血压下降而虚脱；另外，膀胱内压突然降低，还可导致膀胱黏膜急剧充血而发生血尿
（2）测量尿量，用物分类处理，尿标本贴标签后送检	● 标本及时送检，避免污染 ● 用物处理及时、准确。对疑有感染性、传染性的用物按照消毒隔离规范处理，并按不同感染类型进行处理，防止病原微生物传播
（3）洗手，记录	● 记录：导尿时间、导出尿量及尿液性状、患者反应

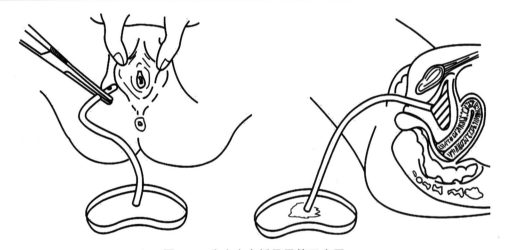

图 5-4　为女患者插导尿管示意图

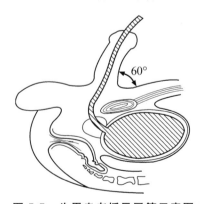

图 5-5　为男患者插导尿管示意图

【操作后评价】

（1）体现对患者的尊重和关心，护患沟通有效，患者和家属能理解插管的目的、意义，且患者能主动配合。

（2）无菌观念强，操作中做到态度认真、动作规范、过程完整有序，确保患者的安全。

【健康教育】

（1）向患者及家属解释导尿的目的及配合要点。

（2）教会患者及家属配合导尿的正确方法，确保患者的舒适与安全。

（3）向患者及家属讲解维持正常排尿习惯的重要性。

（4）向患者及家属介绍相关疾病的知识。

（二）导尿管留置术

导尿管留置术（retention of catheterization）是在导尿后，将导尿管头端保留在膀胱内，持续或间断引流尿液的方法。

【知识链接】

气囊导尿管的类型

常用气囊导尿管有双腔单囊、三腔单囊、三腔双囊及四腔双囊四种类型。其中，双腔单囊导尿管在临床应用最广泛。双腔单囊导尿管一腔与气囊相通，气囊扩张后可将导尿管头端固定于膀胱内，另一腔引流尿液。三腔单囊导尿管，一腔与气囊相通，一腔引流，一腔冲洗，可满足患者持续膀胱冲洗的需要。三腔双囊导尿管，两腔与气囊相通，前端气囊起固定导尿管的作用，后方气囊压迫于前列腺窝起到止血的作用，另一腔引流尿液，主要用于前列腺手术后患者的持续导尿和压迫止血。四腔双囊导尿管，两腔与气囊相通，另两腔，一腔用于引流尿液，一腔用于冲洗，可满足前列腺手术后患者压迫止血和持续膀胱冲洗的需要。

【目 的】

（1）危重、休克患者留置导尿管，便于正确记录每小时尿量、测尿比重，以密切观察病情变化。

（2）盆腔内器官手术前留置导尿管，使膀胱持续保持空虚状态，可避免术中误伤。

（3）某些泌尿系统疾病手术后留置导尿管，便于引流和冲洗，并减轻手术切口的张力，有利于切口的愈合。

（4）为会阴部有伤口的患者保留导尿管，可保持会阴部的清洁干燥，有利于伤口愈合。

（5）对长期尿失禁患者留置导尿管，避免尿液浸渍皮肤发生溃烂，同时通过间歇性夹管、引流，使膀胱定时充盈排空以训练膀胱反射功能。

【操作前准备】

1. 评估患者

（1）患者的年龄、病情、意识状态、留置导尿的目的。

（2）患者的卧位、膀胱充盈度及会阴部皮肤黏膜情况。

（3）患者的心理状况、合作程度、生活自理能力。

2. 患者准备

（1）向患者及家属解释留置导尿的目的、操作过程及相关知识，取得患者的配合。

（2）根据患者的自理能力，自行或协助清洁外阴。

3. 操作者准备

着装整洁，修剪指甲，洗手，戴口罩。

4. 用物准备

同导尿术。另备：一次性双腔导气囊尿管（根据患者情况选择合适大小的导尿管）、胶布。

5. 环境准备

酌情关闭门窗，用帷帘或屏风遮挡患者。保持合适的室温和足够的照明。

【操作步骤】

步　　骤	要点与说明
1. 正确评估，耐心解释	
（1）根据医嘱，核对并评估患者	● 确认患者并了解病情
（2）向患者解释说明留置导尿的目的、过程及方法，根据患者的自理能力，自行或协助清洁外阴	● 解除患者的紧张情绪，使患者有安全感； ● 尊重患者的知情同意权，且告知方法能够被患者接受、理解，并能做到有效配合
2. 操作者、用物、环境、患者准备：同导尿术 2 和 3	
3. 消毒、导尿：按导尿术进行会阴部及尿道口的初步消毒、再次消毒，插入导尿管	● 严格遵循无菌技术操作原则，防止泌尿系统感染； ● 操作中注意患者的感受，遇突发情况能够冷静、恰当处理
4. 固定导尿管：见尿液后再插入 7～10 cm。夹闭引流管。连接注射器，根据导尿管上注明的气囊容积向气囊注入等量的无菌溶液（图 5-6），轻拉导尿管有阻力感，用胶布固定导尿管于大腿内侧	● 气囊导尿管前端有一气囊，当向气囊注入一定量的液体后，气囊膨大可将导尿管头端固定于膀胱内，防止导尿管滑脱； ● 轻拉导尿管有阻力感，即证实导尿管固定于膀胱内； ● 注意不能过度牵拉尿管，以防膨胀的气囊卡在尿道内口造成损伤和不适

步　骤	要点与说明
5. 固定集尿袋：检查导尿管末端与集尿袋的引流管接头处连接紧密后，撤下孔巾，擦净外阴，用安全别针将集尿袋的引流管固定在床单上，集尿袋固定于床沿下，开放导尿管（图5-7）	● 集尿袋妥善地固定在低于膀胱的高度； ● 别针固定要稳妥，既避免伤害患者，又不能使引流管滑脱； ● 引流管要留出足够的长度，防止因翻身牵拉使导尿管脱出； ● 防止尿液逆流造成泌尿系感染
6. 操作后处理 （1）整理：整理导尿用物，脱去手套，弃于医用垃圾桶内。协助患者穿好裤子，取舒适卧位。整理床单位，开窗通风	● 使患者舒适； ● 保护患者隐私
（2）用物分类处理	● 用物处理及时、准确。对疑有感染性、传染性的用物按照消毒隔离规范处理，并按不同的感染类型进行处理，防止病原微生物传播
（3）洗手，记录	● 记录：留置导尿时间，导出尿液的性状、患者反应等

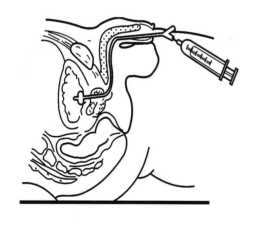

图 5-6　气囊导尿管固定示意图

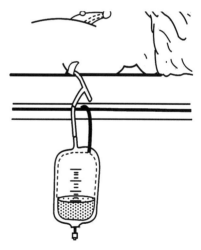

图 5-7　集尿袋应用示意图

【操作后评价】

（1）护患沟通有效，患者和家属能理解留置导尿管的目的、意义，且患者能主动配合。

（2）无菌观念强，操作中做到方法正确、动作规范、过程完整有序，体现对患者的尊重和关心。

（3）患者导尿管留置期间护理措施及时、有效，无并发症发生。

【健康教育】

（1）向患者及家属解释留置导尿的目的和护理方法。

（2）向患者及家属讲解摄取足够水量（病情允许的情况下每日摄入水分 2 000 mL 以上）的重要性。

（3）教会患者及家属避免导尿管滑脱的正确方法。

（4）在患者离床活动时，告诉患者及家属集尿袋不得超过膀胱高度并避免挤压。

（5）向患者及家属介绍相关疾病的知识。

【留置导尿管患者的护理】

1. 防止泌尿道感染

泌尿道感染是留置导尿管患者常见的并发症。因此，导尿管留置术后应注意以下环节的护理：

（1）向患者及家属解释留置导尿管的护理方法，使其认识到预防泌尿道感染的重要性，并主动参与护理。

（2）鼓励患者每日摄取足量的水分，使尿量维持在每天 2 000 mL 以上，以达到自然冲洗尿道，减少尿路感染和结石发生的目的。

（3）防止泌尿道逆行感染：① 保持引流通畅，避免导尿管受压、扭曲、堵塞、脱出，集尿袋不得超过膀胱高度并避免挤压，防止尿液反流，导致感染的发生。② 保持尿道口清洁：女患者用消毒液冲洗外阴及尿道口，男患者用消毒棉球擦拭尿道口、龟头及包皮，1 ~ 2 次/d。排便后及时用温水清洗肛门及会阴部皮肤。③ 更换集尿袋每周 1 ~ 2 次，注意观察并及时排空集尿袋内尿液。④ 定期更换导尿管，导尿管的更换频率通常根据导尿管的材质决定，一般为 1 ~ 4 周更换导尿管 1 次。

（4）检查尿常规 1 次/周，并注意倾听患者主诉，观察尿液情况，若发现尿液混浊、沉淀、有结晶时，应及时予以膀胱冲洗。

2. 训练膀胱反射功能

可采用间歇性夹管方式。夹闭导尿管，每 3 ~ 4 h 开放 1 次，使膀胱定时充盈和排空，促进膀胱功能的恢复。

【思考题】

一、名称解释

1. 灌肠术

2. 膀胱刺激征

3. 压力性尿失禁

二、单选题

1. 为肝性脑病患者灌肠时，不宜选用肥皂水溶液，其原因是（　　）。

A. 防止发生腹胀　　　　　　　B. 防止对黏膜的刺激

C. 减少氨的产生和吸收　　　　D. 以免引起顽固性腹泻

E. 减少发生酸中毒

2. 肛管排气时，肛管插入肛门的长度为（　　　）。

A. 7 ~ 10 cm　　　　　B. 10 ~ 15 cm　　　　　C. 15 ~ 20 cm

D. 15 ~ 18 cm　　　　　E. 10 ~ 20 cm

3. 患者，男，59 岁，结肠癌，明日手术，遵医嘱行大量不保留灌肠过程中，患者感到腹胀、有便意，正确的做法是（　　　）。

A. 立即拔出肛管，停止灌肠

B. 升高灌肠桶高度，将剩余液体快速滴入

C. 嘱患者屏气

D. 嘱患者张口呼吸，并降低灌肠桶的高度

E. 捏紧肛管，嘱患者忍耐片刻

4. 为防止泌尿系统逆行感染，留置导尿管一般应（　　　）。

A. 每日更换　　　　　B. 每 3 天更换　　　　　C. 每周更换

D. 每 2 周更换　　　　　E. 每 3 周更换

5. 患者，王某，男，58 岁，因尿失禁留置导尿管，以下操作错误的是（　　　）。

A. 保持尿管持续开放　　　　　B. 集尿袋应低于耻骨联合

C. 每天更换一次集尿袋　　　　D. 每周更换一次导尿管

E. 避免引流管受压、扭曲

三、问答题

1. 简述对于膀胱高度膨胀且极度虚弱的患者，第一次放尿不得超过 1 000 mL 的原因。

2. 简述保留灌肠常用溶液。

3. 为什么灌肠要采取左侧卧位？

4. 患者李某，男，21 岁，诊断为中暑。检查：体温 41 ℃，脉搏 128 次/min，呼吸 30 次/min，遵医嘱给予灌肠降温，试问：

（1）该患者应采用何种灌肠方法？

（2）用何种灌肠液？灌肠液的温度是多少？

（3）灌肠时有哪些注意事项？

5. 患者，李某，慢性痢疾，遵医嘱给予其药物保留灌肠。请问你在操作时应采取哪些措施以利于药物的保留与吸收？

（易涛）

第六章

标本采集技术

在临床诊断和治疗的过程中，常常需要对患者的血液、体液、分泌物、排泄物以及组织细胞等标本进行检验，以获得能够反映机体功能状态、病因或病理变化等的客观资料，再结合其他临床资料进行综合分析。因此，标本对协助临床明确疾病诊断、病情观察、防治措施的制订和预后的判断等均有重要意义。医务人员应掌握标本采集的正确方法，及时送检和妥善保管，以保证标本检验质量。

第一节　概　述

标本采集（specimens collection）是指采集患者少量血液、体液（胸水、腹水）、排泄物（尿、粪）、分泌物（痰、鼻咽部分泌物）、呕吐物、脱落细胞（食管、阴道）或组织等样本，通过物理、化学或生物学的技术和方法进行实验室检查，作为判断患者身体有无异常存在的依据。标本检验可在一定程度上反映机体正常的功能状态或病理变化。

一、标本采集的意义

随着现代医学的发展，临床诊断疾病的方法和手段日益增多，但各种标本检验仍然是疾病诊断的重要辅助措施之一，其意义是：① 协助疾病诊断；② 推测病程进展；③ 制订治疗方案；④ 观察病情。

目前，检验的项目越来越多，检验的方法更加科学，检验仪器灵敏度越来越高，对标本采集的要求也越来越严格，而检验结果的正确与否又与标本采集与运送的质量密切相关，可直接影响到对患者疾病的诊断、治疗和抢救，因此，掌握正确的标本采集方法是极为重要的。

二、标本采集的原则

为保证标本的质量，在采集各种检验标本时，除个别特殊要求外，均应遵循以下基本原则：

（一）申请单的填写

每个检验项目或组合检验项目送一份标本，每一份标本附一张申请单。按照检验项目标本要求，采集特定的标本，并将标本送到指定的实验室。因此，填写检验申请单是实验检查的第一步。

1. 病人身份识别信息

申请者必须清楚填写病人的姓名、性别、年龄或其他有效识别身份的编号。

2. 病人的病历信息

申请者必须清楚填写病人所在临床科室名称、病历号、床号、临床诊断、样本类型、样本的采集日期和时间（年、月、日、时、分）、申请者姓名、申请检验日期。

3. 申请的检验项目

申请者必需清楚填写检验项目名称，项目名称应规范、准确。

（二）按医嘱采集标本

采集标本前，首先要核对申请单病人信息是否属实，明确检验项目、检验目的、采集标本量、采集的方法及注意事项。凡对检验申请单有疑问时，应及时核对清楚后方可执行。

（三）采集前充分准备

1. 患者准备

根据所采集标本的类型和所分析的物质而定。标本采集前，患者的状态对检测结果有一定的影响，不同检测项目对标本采集前患者的状态有不同的要求。因此，在标本采集前，要根据要求，需要患者做好相应的准备。一般要求患者处于安静状态；晨起时的精神、体力、情绪等因素的影响较小，是大部分检验项目标本采集的最佳时间；如条件允许，患者最好停服干扰检测的药物；同时耐心解释留取标本的目的、要求和采集的方法，消除其思想顾虑，取得患者的信任与合作。

2. 物品准备

根据检验的项目选择合适的采集容器，在容器外贴上检验单附联，注明患者科别、床号、姓名、住院号、检验项目、标本采集的日期和时间等，特殊标本要注明送检时间。

（四）严格查对制度

查对是保证标本采集无误的重要环节之一。采集前首先认真核对检验申请单项目、患者姓名、床号、住院号等；然后核对收集标本所用容器、标识与申请单上信息是否符合，查对无误后方可采集标本。

（五）正确采集标本

采集细菌培养标本时，须严格执行无菌技术操作原则，避免污染。将标本放入无菌容器内，做到正确选择培养容器和培养基，标本容器应无裂缝，瓶塞干燥，培养基足够、无浑浊、变质等。标本内不可混入防腐剂、消毒剂以及其他药物，以免影响检验结果。一般培养标本应在抗生素使用前采集，如已使用，应停药 3 天后采集，并在检验单上注明已使用过的抗生素名称。凡能使血浆和尿液着色、影响比色试验或酸碱度改变而干扰检验的药物应在标本采集前停止使用。需要患者自己留取标本时（如中段尿、24 h 尿标本、痰标本、大便标本），应详细告知患者留取标本的方法、注意事项。

（六）及时送检标本

为保证检验标本的质量，应做到采集方法正确，采集剂量准确，及时采集和送检，以免影响检验结果。特殊标本（如血气分析等）还需注明采集时间、立即送检。原则上，除门诊患者自行采集的某些标本允许患者自行送往实验室外，其他一律由医护人员送检。各类标本应区分运送容器，注意容器的密闭性和安全性。运送途中应妥善放置，防止标本容器的过度震荡或破损，防止标本被污染、丢失和混淆，防止标本对环境的污染、水分蒸发等。

（王媛媛）

第二节　常用标本采集技术

不同标本的采集和处理要求不尽相同，而不当的采集方法可直接影响标本检测的结果。因此，标本的采集应遵照医嘱，在充分准备的前提下，经严格查对，运用正确的采集方法，才能保证标本的质量。

一、痰标本的采集

痰液（sputum）是肺泡、支气管和气管所产生的分泌物。正常情况下分泌很少，当呼吸系统发生病变时，呼吸道黏膜和肺泡受到刺激，可出现充血、水肿，分泌物增多，痰量也增多，但大多清晰、呈水样。在病理情况下痰中可出现细菌、肿瘤细胞及血细胞等，因此通过痰液检查可协助某些呼吸系统疾病的诊断。临床上常用的痰标本有三种：常规痰标本、24 小时痰标本、痰培养标本。

【目　的】

（1）常规标本：用于涂片检查细菌、癌细胞、寄生虫卵，观察痰液的颜色和气味等。

（2）24 h 标本：检查 24 h 的痰量，并观察痰液的性状，协助诊断或作浓集结核杆菌检查。

（3）培养标本：查找痰液中的致病菌，必要时作药物敏感试验，为选择抗生素提供依据。

【操作前准备】

1. 评估患者并解释

（1）评估：患者的年龄、病情、临床诊断、目前的治疗情况、意识状态、咳痰情况、自理能力和理解能力、心理状态与合作程度。

（2）解释：向患者及家属解释痰标本采集的目的、方法、注意事项及配合要点。

2. 患者准备

（1）了解痰标本采集的目的、方法、注意事项及配合要点。

（2）漱口。

3. 护士准备

着装规范、整洁，修剪指甲，洗手，戴口罩。

4. 用物准备

除检验单、手消毒液、生活垃圾桶、医用垃圾桶外，根据检验目的的不同备好标本容器。常规标本备一次性痰标本容器；24 h 标本备容量为 500 mL 的广口、无色、透明、清洁标本容器；培养标本备无菌容器。患者能自行留痰者，另备漱口溶液 200 mL；患者无法咳痰或不合作者，需备吸痰用物（吸引器、吸痰管）、集痰器、生理盐水、一次性手套、检验单（将检验单附联贴于标本容器上）等。

5. 环境准备

保持环境清洁、舒适、安静、光线充足，清除床旁柜上多余物品，方便操作。

【操作步骤】

步　骤	要点与说明
1. 核对　携用物至患者床旁，核对患者姓名、床号	● 避免发生差错
2. 收集痰标本	
▲ 常规标本	
（1）能自行留痰者：指导患者留取晨痰。嘱病人用清水漱口,深吸气后用力咳出气管深部痰液于标本容器中	● 收集痰液时间宜选择在清晨，因此时痰液量较多，痰内细菌也较多，可提高阳性率 ● 清除口腔中的杂质,痰液标本中不可混入唾液、鼻涕、漱口水等 ● 有效地深呼吸有助于气道深部的痰液咳出
（2）无力咳痰或不合作者：集痰器分别连接吸引器和吸痰管吸痰（图 6-1），置痰液于集痰器中	● 可叩击患者背部，通过振动促使痰液上移 ● 集痰器开口高的一端连接吸引器,低的一端连接吸痰管
▲ 24 h 痰标本 指导患者将 24 h（晨 7 时第一口痰至次晨后 7 时第一口痰）的痰液全部吐入标本容器中	● 正常人痰量很少，24 h 约 25 mL 或无痰液 ● 作 24 h 痰量和分层检查时，应嘱患者将痰吐在无色广口瓶内，需要时可加少许石碳酸以防腐 ● 查找癌细胞的标本可用 10%甲醛溶液或95%乙醇溶液固定后立即送检

步　骤	要点与说明
▲ 培养标本	● 清除口腔内细菌
（1）能自行留痰者：采集晨痰，嘱患者先用漱口溶液漱口，再用清水漱口，深呼吸数次后用力咳出气管深部痰液于无菌标本容器中，加盖立即送检	● 严格无菌操作，防止污染
（2）无力咳痰或不合作者同常规标本收集	● 物品均需无菌
3. 收集标本后根据病人需要给予漱口或口腔护理	
4. 洗手，记录痰标本的一般性状和痰量	● 防止交叉感染
5. 将痰液标本连同化验单送检	

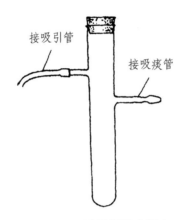

接吸引管
接吸痰管

图 6-1　吸引器留取痰标本

【操作后评价】

标本采集方法正确，送检及时，培养标本无污染，符合检验项目的要求，患者无不适。

【健康教育】

（1）耐心解释痰标本采集的意义及方法。

（2）指导能自行留痰液的患者有关痰标本采集的方法及注意事项。对无力咳痰的患者说明采集痰标本时的配合要点。

二、咽拭子标本的采集

正常人咽峡部培养应有口腔正常菌群，而无致病菌生长。咽部的细菌均来自外界，正常情况下不致病，但在机体全身或局部抵抗力下降和其他外部因素作用下可以出现感染等而导致疾病。因此，咽拭子（throat swab）细菌培养能分离出致病菌，有助于白喉、化脓性扁桃体炎、急性咽喉炎等的诊断。

【目　的】

从咽部及扁桃体采集分泌物做细菌培养或病毒分离，查找病原菌，以协助诊断。

【操作前准备】

1. 评估患者并解释

（1）评估：患者的年龄、病情、临床诊断、目前治疗情况，意识状态、自理能力和理解能力、心理状态与合作程度以及病人进食的时间。

（2）解释：向患者及家属解释咽拭子标本采集的目的、方法、注意事项及配合要点。

2. 患者准备

（1）了解咽拭子标本采集的目的、方法、注意事项及配合要点。

（2）体位舒适，愿意配合，进食2 h后再留取标本。

3. 护士准备

着装规范、整洁，修剪指甲，洗手，戴口罩。

4. 用物准备

无菌咽拭子培养试管、酒精灯、火柴、无菌生理盐水、压舌板、手电筒、检验单（将检验单附联贴于标本容器上）、手消毒液。

5. 环境准备

保持环境清洁、舒适、安静、光线充足，清除床旁柜上多余物品，方便操作。

【操作步骤】

步　骤	要点与说明
1. 核对　携用物至床旁，核对患者姓名、床号	● 防止发生差错
2. 暴露咽喉部　点燃酒精灯，按无菌操作要求从培养试管中取出无菌长棉签，并用无菌生理盐水蘸湿，嘱患者张口发"啊"音，用无菌长棉签擦拭两侧腭弓、咽及扁桃体上的分泌物	● 必要时可使用压舌板轻压舌部 ● 动作敏捷而轻柔，棉签不可触及其他部位，保证所取标本的准确性 ● 擦拭动作轻稳，避免在进食2 h内留取标本，以免引起患者呕吐 ● 作真菌培养时，须在口腔、咽喉部溃疡面上采集分泌物
3. 消毒　取毕，将试管口在酒精灯火焰上烧灼，再将棉签插入试管中，再次烧灼试管口后塞紧试管塞（图6-2）	● 严格执行无菌技术操作，防止标本污染
4. 洗手，记录	● 防止交叉感染
5. 送检　记录咽部情况	● 将咽拭子标本连同化验单立即送检

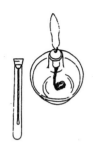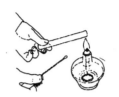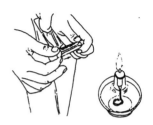

图 6-2　咽拭子培养标本采集法

【操作后评价】

标本采集方法正确，送检及时，无污染，符合检验项目的要求，患者无不适。

【健康教育】

（1）向患者或家属说明采集咽拭子标本的目的和注意事项。

（2）指导患者采集咽拭子标本时的配合方法。

三、血液标本的采集

血液是由血浆和血细胞两部分组成的，它通过循环系统，参与机体的新陈代谢、功能调节，维持机体内、外环境的平衡。血液系统发生病变时，可以影响全身组织器官，组织器官病变又可直接或间接地引起血液或成分的改变，因此，血液检查对判断患者机体各种功能的异常变化及病情进展以及治疗疾病提供参考，是临床最常用的检验项目之一。临床上血液标本可来自于静脉、动脉或毛细血管。静脉血是最常用的标本，静脉穿刺是最常用的采血方法；血气分析多使用动脉血；毛细血管采血主要用于儿童，由检验人员采集。下面重点介绍静脉血液标本、动脉血液标本采集法。

（一）静脉血标本采集法

静脉血标本采集（intravenous blood sampling）是自静脉抽取静脉血标本的方法。常用的静脉包括：① 四肢浅静脉：上肢常用肘部浅静脉（贵要静脉、肘正中静脉、头静脉）腕部及手背静脉；下肢常用大隐静脉、小隐静脉及足背静脉。② 颈外静脉：婴幼儿在颈外静脉采血。③ 股静脉：股静脉位于股三角区，在股神经与股动脉的内侧。

【目　的】

（1）全血标本：作血常规检查或测定血液中某些物质的含量，如尿酸、尿素氮、肌酸、肌酐、血糖等。

（2）血清标本：测定血清酶、脂类、电解质、肝功能或作血清免疫学检查等。

（3）血培养标本：查找血液中的病原菌，必要时作药物敏感试验。

【操作前准备】

1. 评估患者并解释

（1）评估：① 患者的病情、临床诊断、治疗情况、意识状态、肢体活动能力；② 对血标本采集的了解、认识及合作程度；③ 有无情绪变化如检验前紧张、焦虑等，有无饮食、运动、吸烟、药物以及饮酒、茶或咖啡等；④ 需做的检查项目、采集血量及是否需要特殊准备，如作血液生化检查时，需要采集空腹血液（指在禁食 8 h 后空腹采集的血液标本），一般在晨起早餐前采血，应事先通知患者，以避免饮食成分和白天生理活动对检验结果的影响；⑤ 穿刺部位的血管及皮肤状况。

（2）解释：向患者及家属解释静脉血标本采集的目的、方法、临床意义、注意事项及配合要点。

2. 患者准备

（1）患者了解静脉血标本采集的目的、方法、临床意义、注意事项及配合要点。

（2）根据病情取适宜卧位，暴露穿刺部位，保证采血局部的清洁。

3. 护士准备

着装规范、整洁，修剪指甲，洗手，戴口罩，必要时戴无菌手套。

4. 用物准备

（1）治疗车上层：注射盘、0.5%碘伏或安尔碘、棉签、止血带、弯盘、一次性注射器（规格视血量而定）、针头或头皮针及标本容器（全血标本用抗凝管，血清标本用干燥试管，血液培养选用血培养瓶）或双向采血针及真空采血管（表 6-1）、治疗巾、注射用小垫枕、胶布、检验单（将检验单附联贴于标本容器上）、手消毒液。必要时备无菌手套、酒精灯、火柴。

表 6-1　真空采血器的区别及应用范围

头盖颜色	临床用途	制备标本	采血量/mL
黄色	临床生化检验、免疫检验	血清	3.0～5.0
橘红色	血清试验（临床生化检验、免疫检验、放射免疫检验等）	血清	3.0～5.0
深红色	常规血清试验（临床生化检验、免疫检验、放射免疫检验等）	血清	3.0～5.0
浅紫色	全血试验、血型鉴定、交叉配血等	全血	2.0～5.0
绿色	血浆生化试验、血液流变学试验	血浆	3.0～5.0
蓝色	血液凝固试验	血浆	1.8～3.6
黑色	血细胞沉降率试验	全血	1.6～2.4
草绿色	血浆生化试验	血浆	3.0～5.0
灰色	血糖试验、糖耐量试验	血浆	2.0～3.0
白色	淋巴细胞分离	淋巴细胞	3.0～5.0

（2）治疗车下层：生活垃圾桶、医用垃圾桶、锐器收集盒。

5．环境准备

保持环境清洁、安静、舒适、明亮，必要时屏风或帷帘遮挡。清除床旁柜上多余物品，方便操作。

【操作步骤】

步　骤	要点与说明
1．选择适当容器　根据检验的目的选择适当容器，检查容器是否完好，并在容器外贴上标签，注明科室、姓名、性别、床号、检验目的及送检日期	● 根据不同的检验目的计算所需采血量
2．核对　携用物至床旁，核对患者姓名、床号，核对检验单、标本容器	● 确认患者，操作前查对
3．体位	● 保持正确的体位（坐位或卧位），以及体位的一致性
4．选择静脉　选择合适的静脉，将治疗巾铺于小枕垫上，置于穿刺部位下	● 严禁在输液、输血的针头处抽取血液标本，防止输液、输血因素影响检测值。必要时应在患者对侧肢体采集。若女性病人做了乳腺切除术，应在手术对侧手臂采血； ● 嘱患者握拳，使静脉充盈
5．消毒皮肤　按静脉注射法扎紧止血带，常规消毒皮肤	● 严格无菌操作原则
6．二次核对	● 操作中查对
7．采血	● 肘部采血勿拍打患者前臂，结扎止血带的时间以 1 min 为宜，否则将导致血液成分变化影响检验结果
▲ 注射器采血 （1）穿刺、抽血：持一次性注射器或头皮针，按静脉注射法行静脉穿刺，见回血后抽取所需血量	● 穿刺时一旦出现局部血肿，立即拔出针头，按压局部，另选其他静脉重新穿刺； ● 只能向外抽，决不能向静脉内推，以免注入空气，形成气栓而造成严重后果
（2）两松一拔一按压：抽血毕，松止血带，嘱患者松拳，迅速拔出针头，干棉签按压穿刺点至不出血为止	● 防止皮下出血或淤血； ● 凝血功能障碍者拔针后至少按压 10 min
（3）将血液注入标本容器	● 若同时采集不同种类的血液标本，应先注入血培养瓶，再注入抗凝瓶，最后注入干燥试管内，并做到动作迅速准确

步　骤	要点与说明
① 血培养标本：先除去铝盖中心部分，常规消毒瓶塞，更换针头后将血液注入瓶内，轻轻摇匀	● 标本应在使用抗生素前采集，如已使用应在检验单上注明 ● 一般血培养取血 5 mL，对亚急性细菌性心内膜炎患者，采血 10～15 mL
② 全血标本：取下针头，将血液沿管壁缓慢注入盛有抗凝剂的试管中，轻轻旋转试管，使血液与抗凝剂充分混匀	● 勿将泡沫注入 ● 防止血液凝固 ● 至少 8～10 次
③ 血清标本：取下针头，将血液沿管壁缓慢注入干燥试管中	● 防溶血，勿将泡沫注入，避免震荡，以免红细胞破裂溶血
▲ 真空采血器采血 （1）穿刺：取下真空采血针护套，手持采血针，按静脉注射法行静脉穿刺 （2）采血：见回血后，将采血针另一端拔掉护套，刺入真空管盖中央胶塞，松止血带，达到采血量拔除采血针，胶质止血套自动回弹封住刺塞端针尖，若需多管采血，则重复上述步骤（图 6-3）	● 不可先将真空采血管与采血针头相连，以免试管内负压消失而影响采血 ● 当血液流入采血管时，即可松开止血带 ● 如需多管采血，可再接入所需的真空管
（3）拔针、按压：抽血毕，迅速拔出针头，按压局部 1～2 min	● 采血结束，先拔真空管，后拔去针头，止血
4. 操作后处理 （1）再次核对化验单、患者、标本	● 操作后查对
（2）检查患者穿刺部位，协助取舒适卧位，整理床单位，清理用物	
（3）洗手，记录	● 预防医院内感染，特殊标本注明采集时间
（4）将血液标本连同化验单立即送检	● 以免血液中某些成分的变化而影响检验结果

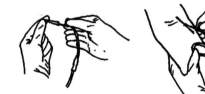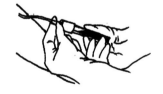

图 6-3 软接式真空采血法

【操作后评价】

　　标本采集方法正确，送检及时，培养标本无污染，符合检验项目的要求。注意与患者之间的交流，患者了解留取标本的目的。

【健康教育】

（1）向患者或家属说明采集血液标本的目的与配合要求。

（2）向患者或家属解释空腹采血的意义及采血量，避免患者对采血的恐惧。

（3）向患者或家属说明如果在采集标本前患者已使用抗生素，应向医护人员说明。

（二）动脉血标本采集法

动脉血标本采集（arterial blood sampling）是自动脉抽取动脉血标本的方法。常用动脉有股动脉、桡动脉。

【目　的】

采集动脉血标本，作血液气体分析。

【操作前准备】

1. 评估患者并解释

（1）评估：① 患者的病情、临床诊断、治疗情况、意识状态及肢体活动能力；② 对动脉血标本采集的认识和合作程度；③ 穿刺部位的皮肤及血管状况；④ 需做的检查项目、采集血量及是否需要特殊准备；⑤ 血管状况及穿刺部位的皮肤状况。

（2）解释：向患者及家属解释动脉血标本采集的目的、方法、临床意义、注意事项及配合要点。

2. 患者准备

（1）患者了解动脉血标本采集的目的、方法、临床意义、注意事项及配合要点。

（2）根据病情取舒适体位，暴露穿刺部位。

3. 护士准备

着装规范、整洁，修剪指甲，洗手，戴口罩，必要时戴无菌手套。

4. 用物准备

（1）治疗车上层：注射盘、0.5%碘伏或安尔碘、棉签、止血带、弯盘、一次性注射器（2 mL或 5 mL）或动脉血气针、肝素适量）、治疗巾、注射用小垫枕、无菌纱布、无菌手套、无菌软木塞或橡胶塞、小沙袋、检验单（将检验单附联贴于标本容器上）、手消毒液。

（2）治疗车下层：生活垃圾桶、医用垃圾桶（内置一次性黄色医用垃圾袋）、锐器收集盒。

5. 环境准备

保持环境清洁、安静、舒适、明亮，必要时屏风或帷帘遮挡。清除床旁柜上多余物品，方便操作。

【操作步骤】

步　骤	要点与说明
1. 准备容器　核对检验单，按要求在一次性注射器或动脉血气针外贴上标签，注明科室、姓名、性别、床号、检验目的及送检日期	
2. 核对　携用物至床旁，核对患者姓名、床号及用物	● 确认患者，操作前查对
3. 选择合适动脉	● 一般选用桡动脉或股动脉
4. 垫枕、铺巾　将治疗巾铺于小垫枕上，置于穿刺部位下	● 注射器内抽吸 0.5 mL 肝素湿润内壁后，余液弃去
5. 消毒　常规消毒皮肤，范围大于 5 cm；常规消毒术者左手食指和中指或戴无菌手套	● 严格执行无菌操作原则
6. 二次核对	● 操作中查对
7. 采血	
▲ 普通注射器采血 用左手食指和中指触及动脉搏动最明显处并固定动脉于两指间，右手持注射器在两指间垂直或与动脉走向呈 40° 刺入动脉，见有鲜红色血液涌进注射器，即以右手固定穿刺针的方向和深度，左手抽取所需血量	● 穿刺前先抽吸肝素 0.5 mL，湿润注射器管腔后，弃去余液，以防血液凝固； ● 桡动脉穿刺点为前臂掌侧腕关节上 2 cm、动脉搏动明显处；股动脉穿刺点在腹股沟股动脉搏动明显处。新生儿宜选择桡动脉穿刺，因股动脉穿刺垂直进针时易伤及髋关节； ● 采血过程中保持针尖固定； ● 采血量一般为 0.1~1 mL
▲ 动脉血气针采血 取出并检查动脉血气针，将血气针活塞拉至所需的血量刻度，血气针筒自动形成吸引等量血液的负压。穿刺方法同上，见有鲜红色回血，固定血气针，血气针会自动抽取所需血量	
8. 拔针、按压　采血毕，迅速拔出针头，局部用无菌纱布加压止血 5~10 min，必要时用沙袋压迫止血	● 直至无出血为止，凝血功能障碍者拔针后按压时间延长
9. 插入软木塞　针头拔出后立即刺入软木塞或橡胶塞，以隔绝空气，并轻轻搓动注射器使血液与肝素混匀	● 注射器内不可有空气，以免影响检验结果； ● 防止血标本凝固
10. 操作后处理	

步　骤	要点与说明
（1）再次核对化验单、患者、标本	● 操作后查对
（2）协助患者取舒适卧位，整理病床单位，清理用物，并交代注意事项	
（3）洗手，记录	
（4）将标本连同化验单立即送检	● 以免影响检验结果

【操作后评价】

标本采集方法正确，送检及时，符合检验项目的要求。注意与患者之间的交流，患者了解留取标本的目的。

【健康教育】

向患者或家属说明采集血液标本的目的与配合要求。

四、尿液标本的采集

尿液是血液经肾小球滤过、肾小管和集合管重吸收、排泄、分泌所产生的终末代谢产物，尿液的组成和性状可反应机体的代谢状况，并受机体各系统功能状态的影响。因此，尿液检测（urine examination）不仅对泌尿系统疾病的诊断、疗效观察有重要意义，而且对其他系统的诊断、预后判断也有重要参考价值。临床上常采集尿液标本做物理、化学、细菌学等检查，以了解病情、协助诊断或观察疗效。

尿液标本的种类有：常规标本、12 h 或 24 h 标本、培养标本三种。

【目　的】

（1）尿常规标本：用于检查尿液的颜色、气味、透明度、酸碱度、比重、蛋白质和尿糖定性，或用显微镜检测尿液中的细胞、管型、结晶体等。

（2）12 h 或 24 h 尿标本：用于各种尿液生化检查，如测定尿液中电解质、肌酸、肌酐、尿糖和尿蛋白定量、激素等；尿液细胞计数、尿浓缩查结核杆菌等检查。

（3）尿培养标本：用于查找尿液中的病原菌或作药物敏感试验，以了解病情，协助临床诊断和治疗。

【操作前准备】

1. 评估患者并解释

（1）评估：患者的病情、临床诊断、目前治疗情况、意识状态、自理能力和理解能力、心理状况与合作程度。

（2）解释：向患者及家属解释留取标本的目的、方法和配合要点。

2．患者准备

能理解采集标本的目的、方法和配合要点。女患者在月经期一般不采集尿液标本，如果病情需要，可在清洁外阴后用无菌棉球塞住阴道后留取尿液标本或用导尿术留取，防止阴道分泌物混入。当会阴部分泌物过多时，应先清洁或冲洗。

3．护士准备

着装规范、整洁，修剪指甲，洗手，戴口罩，必要时戴无菌手套。

4．用物准备

按标本采集的种类备好标本容器：

（1）尿常规标本：一次性尿常规标本容器，必要时备便盆或尿壶。

（2）12 h 或 24 h 尿标本：集尿瓶（3 000 mL 以上大口清洁容器）、防腐剂。

（3）尿培养标本：无菌标本试管、无菌手套、无菌棉球、消毒液、长柄试管夹、火柴、酒精灯、便器、屏风、必要时备导尿包。

5．环境准备

保持环境宽敞、清洁、安静、安全、舒适，必要时用屏风或帷帘遮挡。清除床旁柜上多余物品，方便操作。

【操作步骤】

步 骤	要点与说明
1．贴化验单 查对医嘱，贴好化验单，根据检验的目的选择适当容器，附联贴于容器上	● 防止发生差错 ● 保证检验结果准确
2．核对 携用物至患者床旁，核对患者姓名、床号，并作解释	● 确认患者
3．收集尿液标本	● 严格执行无菌技术操作，防止尿液发生污染
▲ 常规标本	
（1）能自理的患者，嘱晨起时将第一次尿液 30～50 mL 排入标本容器内，测尿比重需留 100 mL	● 晨尿浓度较高，未受饮食的影响，因此检验结果较准确。做早孕诊断试验应留取晨尿，并嘱留取清洁中段尿液
（2）行动不便的患者，应协助在床上使用便器，收集尿液于标本容器内	● 用屏风遮挡，保护患者隐私 ● 卫生纸勿丢入便器内
（3）留置导尿的患者，于集尿袋下方引流孔处打开橡胶塞收集尿液	● 婴儿或尿失禁者可用尿套或尿袋协助收集

步　骤	要点与说明
▲ 12 h 或 24 h 尿标本	
（1）留取 12 h 尿标本，嘱患者于 7P.M.排空膀胱后开始留取尿液至次晨 7A.M.末次尿液全部排入标本容器内；如果留取 24 h 尿标本，指导患者于晨 7A.M.排空膀胱后开始留取，至次晨 7A.M.末次尿液全部排入标本容器内	● 排空膀胱的尿液 ● 集尿瓶应放在阴凉处
（2）根据送检目的加入适当的防腐剂（表 6-2）	● 防止尿液变质
（3）留取最后一次尿液后，将 12 h 或 24 h 的全部尿液盛于集尿瓶内，测总量，记录于检验单上	● 充分混匀，从中取适量（一般为 40 mL）用于检验，余尿弃去
▲ 尿培养标本	
（1）导尿术采集法	
按照导尿术插入导尿管将尿液引出，留取尿标本	
（2）中段尿留取法	
① 用帷帘或屏风遮挡，协助患者取适宜的卧位，放好便器	● 注意保护患者隐私，不可过多暴露患者
② 按照导尿术的操作程序清洁、消毒外阴和尿道口	● 勿混入消毒液，以免产生抑菌作用，影响检验结果
③ 嘱患者自行排尿，弃去前段尿液，用试管夹夹住试管与酒精灯上消毒试管口后，接取中段尿 5～10 mL	● 应在患者膀胱充盈时留取，前段尿起到冲洗尿道的作用
④ 再次消毒试管口和盖子，快速盖紧试管，熄灭酒精灯	● 留取标本时勿触及容器口
⑤ 清洁外阴，协助病人穿戴整齐，整理病床单位，清理用物	● 使患者舒适
4. 操作后处理	
（1）洗手，记录	● 记录尿液总量、颜色、气味等
（2）标本及时送检	
（3）用物按常规消毒处理	● 保证检验结果的准确性

【操作后评价】

标本采集方法正确，送检及时，培养标本无污染，符合检验项目的要求，患者无不适。

【健康教育】

（1）向患者及家属说明留取尿标本的方法和注意事项。

（2）教会患者及家属按正确的方法留取尿标本或者能按照要求配合护士采集尿标本，保证检验结果的准确性。

表 6-2　常用防腐剂的用法

防腐剂	作用	用法	临床应用
甲醛	防腐和固定尿中有机成分	每 30 mL 尿液加入 40% 甲醛 1 滴	艾迪计数（12 h 尿液细胞计数）等
甲苯	保持尿中化学成分不变	第一次尿量排入后，每 100 mL 尿液中加 0.5%~1% 甲苯 2 mL，使之形成薄膜覆盖于尿液表面，防止细菌污染。如果测定尿中钠、钾、氯、肌酸、肌酐等则需加 10 mL	测定尿蛋白定量、尿糖定量检查
浓盐酸	保持尿液在酸性环境中，防止尿液中激素被氧化	24 h 尿液加 10% 盐酸 5~10 mL	用于内分泌系统检验，如 17-羟类固醇、17-酮类固醇等

五、粪便标本的采集

粪便（feces）是食物在体内经过消化、吸收后排出的最终产物。粪便检查对了解消化道及通向肠道的肝、胆、胰腺等器官有无病变，间接地判断胃肠、胰腺、肝胆系统的功能状况有重要的价值。通过对粪便标本做肉眼观察和显微镜检查，可以了解病情，协助诊断和观察疗效。根据检验目的的不同，其标本的留取方法也不同，且留取方法与检验结果密切相关。临床上粪便标本的种类有常规标本、寄生虫或虫卵标本、隐血试验标本、细菌培养标本四种。

【目　的】

（1）常规标本：用于检查粪便颜色、性状、细胞等。
（2）隐血标本：用于检查粪便中肉眼不能看见的微量血液。
（3）培养标本：用于检查粪便中的致病菌。
（4）寄生虫或虫卵标本：用于检查寄生虫成虫、幼虫以及虫卵计数等。

【操作前准备】

1. 评估患者并解释
（1）评估：患者的病情、临床诊断、目前治疗情况、意识状态、心理状况与合作程度、自理能力和理解能力。
（2）解释：向患者及家属解释留取粪便标本的目的、方法和配合要点。

2. 患者准备
了解收集标本的目的和方法。

3．护士准备

着装规范、整洁，修剪指甲，洗手，戴口罩，必要时戴无菌手套。

4．用物准备

除检验单、手套、手消毒液、生活垃圾桶、医用垃圾桶以外，根据检验目的的不同备好标本容器：

（1）常规标本：检验盒（内附棉签或检便匙）、清洁便盆。

（2）隐血试验标本：检验盒（内附棉签或检便匙）、清洁便盆。

（3）培养标本：无菌培养瓶、无菌棉签、消毒便盆。

（4）寄生虫标本：检验盒（内附棉签或检便匙）、透明胶带或载玻片（查找蛲虫）、清洁便盆。

5．环境准备

保持环境清洁、舒适、安静、安全，必要时用屏风或帷帘遮挡。清除床旁柜上多余物品，方便操作。

【操作步骤】

步　骤	要点与说明
1．核对　携用物至床旁，核对患者姓名、床号，并作解释	● 确认患者，尊重患者，取得患者合作
2．排尿　屏风遮挡，请患者排空膀胱	● 避免排便时尿液排出，大、小便混合，影响检验结果
3．采集粪便标本 ▲ 常规标本 （1）嘱患者解便于清洁便盆内	● 防止粪便干燥
（2）用棉签或检便匙在粪便不同点或在有脓血黏液处取标本 5～10 g（蚕豆大小）放于检便盒内送检	
▲ 隐血标本 采集方法同常规标本	● 嘱患者在采集标本前 3 d 禁食肉类、动物肝脏与血液、含叶绿素丰富的蔬菜以及含铁剂的药物，3 d 后采集标本，以免造成假阳性
▲ 培养标本 （1）嘱患者将粪便排入消毒便盆内	
（2）用无菌棉签取粪便中央部分或有脓、血或黏液部分少许（2～5 g），放入培养瓶内，盖紧瓶塞送检。排便困难或婴儿可用直肠拭子采集，即将无菌生理盐水棉签插入肛门 6～7 cm，轻轻转动，取大便少许放入有保存液的试管内送检	● 保证检验结果准确； ● 尽量多处取标本，以提高检验阳性率

步 骤	要点与说明
▲ 寄生虫及虫卵标本	
（1）检查寄生虫及虫卵：嘱患者排便与便盆内，用检验匙取不同部位带血或黏液部分5～10 g送检	● 如患者服用驱虫药或做血吸虫孵化检查，应留取全部粪便
（2）检查蛲虫：嘱患者睡觉前或清晨未起床前，将透明胶带贴于肛门周围处。取下并将已粘有虫卵的透明胶带面贴在载玻片上或将透明胶带对合，立即送检	● 蛲虫常在午夜或清晨爬到肛门处产卵； ● 有时需要连续采集数天
（3）检查阿米巴原虫标本：采集标本前先用温水将便盆加温至接近人体的体温，嘱患者将粪便排入加温便盆内，在30 min内送检	● 采集标本前几天，不应给患者服用钡剂、油质或含金属的泻剂，以免金属制剂影响阿米巴虫卵或胞囊的显露； ● 阿米巴滋养体在低温下可失去活力而影响检查结果； ● 及时送检，防止阿米巴原虫死亡
4. 操作后处理	
（1）整理病床单位，清理用物，按常规消毒处理	● 预防医院内感染
（2）洗手，记录	● 记录粪便的形状、颜色、气味等

【操作后评价】

标本采集方法正确，送检及时，培养标本无污染，符合检验项目的要求，患者无不适。

【健康教育】

（1）根据不同的标本采集目的教会患者留取粪便标本的方法及注意事项。
（2）向患者及家属说明正确留取粪便标本对检验结果的重要性。
（3）教会患者留取标本的正确方法，确保检验结果的准确性。

【思考题】

一、名词解释
1. 12 h尿标本
2. 咽拭子培养
二、单选题
1. 采集标本前不需要核对的项目是（ ）。
　A. 医嘱　　　　B. 申请项目　　　　C. 患者的住院时间
　D. 患者的床号　E. 患者的住院号

2. 采集静脉血标本时，以下操作正确的是（　　　）。

A. 抽取全血标本后，注入干燥试管

B. 为危重患者采集血标本，可从输液针头处抽取

C. 采集血培养标本后，迅速注入抗凝试管内

D. 同时抽取不同种类的血标本时，注入顺序为：血培养瓶→抗凝试管→干燥试管

E. 血清标本注入试管后，应轻轻旋转摇匀

3. 患者，女，50岁，为明确诊断，需留取尿标本，医护人员应告知患者正确的方法为（　　　）。

A. 留取晨起第一次尿　　　　B. 饭前半小时留取　　　　C. 随时收集尿液

D. 收集 12 h 尿　　　　　　 E. 收集 24 h 尿

三、问答题

患者，男，20岁学生。10 d 出现发热、腰痛，遂来院就诊。急性面容，体温 39 ℃、脉搏 140 次/min、血压 105/70 mmHg，脾大，心脏听诊有杂音，全身皮肤有多处出血斑点，疑为亚急性细菌性心内膜炎。试问：

1. 为患者做血培养时，采血量为多少？

2. 为该患者进行静脉采血拔针后，应如何处理？

3. 若该患者还需查心肌酶、血沉，应如何选择容器？

（李孜孜）

第七章

危重患者的抢救技术

凡属于病情严重，随时可能发生生命危险的患者，称为危重患者（critical clients）。抢救危重患者是医疗护理工作中一项紧急的任务。医护人员必须从思想上、组织上、物质上、技术上做好充分准备，遇有危重患者，要争分夺秒、全力以赴地进行抢救。

第一节　基础生命支持技术

基础生命支持技术（basic life support，BLS）是抢救心搏骤停等急危重症患者的基本措施。心肺复苏（cardiopulmonary resuscitation，CPR）是指对任何原因引起呼吸和心搏骤停的患者，实施基本的急救措施，使其尽快恢复自主呼吸和循环功能。在常温情况下，心脏停搏 3 s 时患者就感到头晕；10 s 即出现昏厥；30～40 s 后瞳孔散大；60 s 后呼吸停止、大小便失禁；4～6 min 就将发生严重脑损害直至死亡，这 4～6 min 就是心搏骤停抢救的"黄金时间"。据统计，在心脏骤停 4 min 内进行基础生命支持，在 8 min 内进行进一步生命支持（advanced life support，ALS），患者的生存率可达 43%。根据《2010 年美国心脏协会心肺及心血管急救指南》建议，基础生命支持技术主要包括：胸外心脏按压、开放气道、人工呼吸和电除颤。

一、心搏骤停的原因

心搏骤停的病因主要有两类：① 心源性心搏骤停，指因心脏本身的病变所致，如冠心病、心肌病、传导系统病变等；② 非心源性心搏骤停，指因心脏以外的其他因素或疾病影响到心脏所致，包括呼吸停止、严重的水电解质失衡、中毒、麻醉意外等。

（一）心源性因素

1. 冠状动脉粥样硬化性心脏病

急性冠状动脉供血不足或心肌梗死常引发室颤或心室停顿，尤其是伴发休克、肺水肿时常引起恶性室性心律失常，是造成成人心脏骤停的主要病因。由冠心病所致的心脏骤停，男女比例为（3～4）：1，大多数发生在急性症状发作 1 h 内。

2. 心肌病变

原发性心肌病、重症心肌炎常并发室性心动过速或严重的房室传导阻滞，易导致心搏骤停。

3. 主动脉疾病

主动脉瘤破裂、夹层动脉瘤、主动脉发育异常，如马凡氏综合征、主动脉瓣狭窄等。

（二）非心源性因素

1. 呼吸停止

阻塞性肺部疾病、大块肺栓塞（静脉栓塞、空气栓塞、脂肪栓塞）及各种原因引起的窒息。由于气体交换中断，组织器官严重缺氧，亦可导致心搏骤停。

2. 严重的电解质紊乱和酸中毒

体内严重的低血钾、高血钾、高血镁可引起心搏骤停。血钠和血钙过低可加重高钾的影响，血钠过高则可加重低钾的表现，血钙过高则可致传导阻滞、室性心律失常甚至发生心室颤动。酸中毒时细胞内钾外移，血钾增高，心肌收缩力减弱，也可发生心搏骤停。

3. 药物中毒或药物过敏

洋地黄类、奎尼丁等药物的毒性反应可致严重的心律失常甚至发生心搏骤停。在体内缺钾时，上述药物毒性反应引起心脏骤停，常以室颤多见。青霉素、链霉素、某些中药如乌头碱以及某些血清制剂可引起严重的过敏反应而致心搏骤停。此外，某些药物静脉注射速度过快也可导致心搏骤停，如苯妥英钠、氨茶碱、氯化钙、利多卡因等。

4. 意　外

电击或雷击的强电流通过心脏或头部，可致心搏骤停。溺水、麻醉和手术意外以及惊吓、严重创伤等均可导致心搏骤停。

二、心搏骤停的临床表现及判断

心搏骤停后病人脑血流急剧减少，导致意识突然丧失，临床主要表现为：

（1）意识丧失或伴有短阵抽搐。

（2）脉搏扪不到，血压测不出。

（3）心音消失。

（4）呼吸停止，或呈叹息样呼吸而后发生停止，多发生在心搏骤停后 30 s 内。

（5）瞳孔散大。

（6）面色苍白兼有青紫。

对心搏骤停的判断依据应简单而可靠，最可靠而且出现较早的临床征象是意识突然丧失并伴有大动脉（颈、股动脉）搏动消失。出现上述两个征象，心搏骤停的诊断即可成立，应立即进行初步急救，不能因寻找其余证据而延误复苏救护时机。

三、基础生命支持术的实施

BLS 是一系列的操作技术，包括判断技能和一系列的支持/干预技术：判断患者情况，启动急救医疗服务体系（emergency medical services system，EMSS），实施心肺复苏中的 CAB（circulation，循环支持；airway，开放气道；breath，人工呼吸）和 "D"（defibrillation，除颤）。BLS 最关键的是识别阶段，只有经过准确的识别后，才能进行更进一步的 CPR，且时间要求非常短暂、迅速。发现对刺激无反应者，应立即拨打急救电话或呼救，嘱携带除颤仪，然后立即进行 CPR。若两人以上抢救人员在场，一人行 CPR，另一人启动 EMSS。

【目　的】

迅速有效地恢复人体重要脏器（特别是心脏和脑）的基本血氧供应，直到恢复自主循环和呼吸，或延长机体耐受临床死亡时间。

【操作前准备】

1. 患者评估

评估患者病情、意识状态、脉搏、呼吸、有无活动义齿等情况。

2. 患者准备

施救者可以对患者体位进行准备，满足急救需要。

3. 护士准备

衣帽整洁、洗手。

4. 用物准备

有条件时，备血压计、听诊器、纱布，必要时备一木板、脚踏凳。

5. 环境准备

根据现场情况确定环境安全。

【操作步骤】

步　骤	要点与说明
1. 评估意识　轻拍或摇动患者双肩，并大声呼叫："喂，您怎么了？"判断有无反应，同时快速检查有无呼吸，检查时间不超过 10 s（图 7-1）	● 呼叫无反应，可判断患者无意识 ● 开始急救前应迅速判断现场环境是否安全
2. 立即启动 EMSS　一旦判断患者无反应，应立即呼救启动急救医疗服务系统，院外拨打 120，院内呼叫其他医务人员	● 求助他人帮助拨打急救电话或协助救护

步　骤	要点与说明
3. 摆放体位　置患者于复苏体位，仰卧于硬板床或地上，若患者躺于软床上，应在其背下垫硬木板或心脏按压板。面朝下患者，将其整体翻转，使其头、颈部与躯干始终保持在同一个轴面上，将双上肢放于身体两侧；解开领口及腰带，暴露胸壁	● 复苏体位有利于胸外按压的有效性； ● 头、肩、躯干同时转动，避免躯干扭曲
4. 判断大动脉搏动　检查大动脉搏动，时间不应超过 10 s；示指、中指从气管正中向旁滑移 2～3 cm，在胸锁乳突肌内侧可触及颈动脉搏动（图 7-2）	● 成人检查颈动脉，儿童检查股动脉，1 岁以下婴儿宜触摸肱动脉
5. 胸外心脏按压（external chest compression） ▲ 按压部位　胸骨中下 1/3 交界处，或两乳头连线的中点处（图 7-3）	● 心脏骤停最初数分钟内，血中氧合血红蛋白还保持在一定水平，心、脑氧供更多取决于血流降低的程度，开始胸外按压比人工通气更为重要；同时，尽可能减少按压间断的时间，两人操作换人时间在 5 s 之内完成 ● 按压部位要准确，太低可能伤及胸腹部脏器或引起胃内容物反流，过高可能伤及大血管，偏离胸骨则可引起肋骨骨折
▲ 按压方法 （1）抢救者站于或跪于患者一侧	● 抢救者应根据个人身高及患者位置，采用脚踏凳或跪式等不同体位，以确保按压力垂直作用于患者胸骨
（2）一手的掌根部放于按压部位，另一手掌根部叠放其上，手指上翘不接触胸壁（图 7-4）；双肘关节伸直，利用抢救者上身的重量垂直向下用力按压	● 保证掌根着力于患者胸骨上，双肩位于胸骨正上方，以保证每次按压的方向与胸骨垂直，以保证按压力量集中 ● 救护者全部手指应离开患者胸壁，否则可造成肋骨或肋软骨骨折、肝脾破裂、肺损伤、血气胸或心包填塞等
（3）按压深度为成人胸骨按下至少 5 cm（正常体型成人患者），婴儿和儿童至少下压胸部前后径的 1/3（婴儿大约为 4 cm，儿童大约为 5 cm）	● 按压力度要适度均匀，过轻达不到效果，过重易造成损伤 ● 按压有效的主要指征：按压时可触及颈动脉或肱动脉搏动，动脉收缩压峰值可达 60～80 mmHg
（4）按压频率为每分钟至少 100 次，按压与放松时间基本相等，放松时手掌根部不离开胸壁	● 保持正确的按压位置 ● 防止操作不当引起肋骨骨折、血气胸、胃扩张等并发症的发生

步 骤	要点与说明
（5）反复进行	● 按压有效指征：① 可触及大动脉搏动；② 收缩压≥60 mmHg；③ 面色由发绀转为红润；④ 瞳孔由大变小；⑤ 出现自主呼吸；⑥ 昏迷变浅，有知觉反射、呻吟或挣扎 ● 成人按压频率至少 100 次/min ● 婴幼儿按压频率为 100～120 次/min ● 按压与放松时间比为 1:1
6. 开放气道 （1）清除患者口鼻腔、气道中的异物和呕吐物，有义齿者应取下义齿	● 防义齿松动脱落阻塞气道
（2）方法 ① 仰头抬颏/颌法 救护者一手的小鱼际放于患者前额，用力使头部后仰，另一手的示指和中指置于下颌角处，向上抬颏（颌）（图 7-5）	● 最常见开放气道的方法 ● 手指勿用力压迫下颌部软组织，防止造成气道梗阻 ● 后仰程度：下颌角与耳垂连线垂直于地面
② 托颌法 救护者在患者头侧，双手分别放置在患者头部两侧，肘部可支撑在患者仰卧的平面上，拇指放在下颏处，其余四指握紧下颌角，用力向前、向上托起下颌（图 7-6）	● 适用于头颈部创伤，疑有颈椎受伤者
7. 人工呼吸 （1）口对口人工呼吸 救护者用按压于前额一手的拇指、示指捏住患者的鼻孔，防止漏气； 救护者用口唇把患者的口完全罩住，呈密封状，平稳吹气，每次吹气时间约 1 s，确保吹气时胸廓隆起（图 7-7）。 吹气毕，救护者抬头换气，并松开捏鼻部的手指，让患者的胸廓及肺依靠其弹性自动回缩，排出肺内的二氧化碳。人工呼吸的频率成人为 10～12 次/min，儿童 12～20 次/min	● 保证气道通畅和患者口部张开 ● 可在患者口部垫一层薄纱布，防交叉感染 ● 大多数成人在呼气持续 1 s 以上时，潮气量为 6～7 mL/kg（500～600 mL），可提供足够的氧合，并可避免过度通气和胃胀气的发生 ● 有效指征：胸部起伏，且呼吸时听到或感到有气体逸出
（2）口对鼻人工呼吸 用仰头抬颏法，同时抢救者用举颏的手将患者口唇紧闭；抢救者口唇罩住患者的鼻腔，吹气方法同口对口人工呼吸	● 适用于口腔严重创伤或张口困难的患者 ● 防止吹气时气体从口腔逸出

步骤	要点与说明
（3）经口咽通气管或面罩通气 将口咽通气管放入患者口咽部，用口含住通气管外口吹气；或将面罩盖于患者口鼻部并固定好，经面罩吹气至患者胸廓抬起 8. 配合胸外心脏按压，反复循环 9. 早期除颤 （1）将除颤仪的两个电极板，一个放置在右锁骨中线第二肋间，另一个电极板放在左侧腋中线第五肋间 （2）双相波除颤仪，成人200 J电功率；单相波除颤仪，则可选择360 J电功率 （3）按除颤仪或电极板上的充电按钮，除颤仪将立即充电到所需的能量 （4）将电极板紧贴患者胸壁，同时按两个电极板上的放电按钮，给予电击除颤	● 胸外心脏按压与人工呼吸比：气管插管前，无论单人法还是双人法均为30∶2 ● 每5个循环（约2 min）为一个周期，进行复苏效果评估，如未成功则继续进行CPR，评估时间不超过10 s ● 若有2名抢救者，应每2 min交换一次按压者，以免因劳累降低按压效果，每次交换应尽量在5 s内完成 ● 引起心搏骤停最常见的致命心律失常是室颤 ● 除颤时，应保证操作者、其他医护人员以及患者安全，确保操作者自己除双手接触电极板柄外未接触患者的任何部位及床沿。同时提醒并确定所有人员未与患者及病床接触，方可放电 ● 在准备除颤的时候，要继续进行CPR，除颤完成以后也应立即进行CPR。尽可能缩短除颤前后胸外按压的中断时间

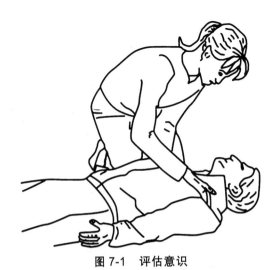

图7-1 评估意识

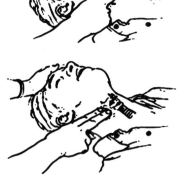

图7-2 判断颈动脉搏动

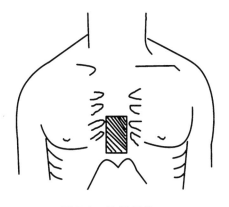

图 7-3 按压部位

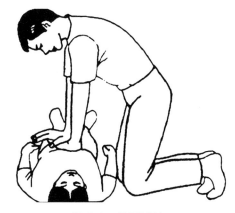

图 7-4 按压手法

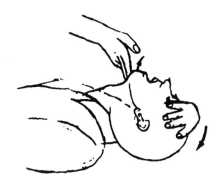

图 7-5 仰头抬颏法

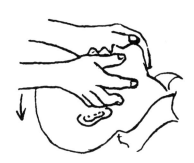

图 7-6 托颌法

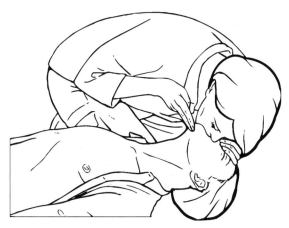

图 7-7 口对口人工呼吸

【操作后评价】

（1）对患者病情能准确评估，迅速实施抢救。

（2）操作熟练、程序规范、手法正确。

（3）患者无并发症发生。

（4）出现有效心肺复苏指征。

【知识链接】

2010 年心肺复苏指南新的变化

《2010 年美国心脏协会（AHA）心肺复苏（CPR）和心血管（ECC）指南》对急救中的重要问题提出新的建议：

1. 胸外按压和人工呼吸的顺序

以前的心肺复苏指南建议先开放气道、人工呼吸再胸外按压，即 A-B-C 顺序，在新版的 2010 指南中已更改为 C-A-B，即先胸外按压，再开放气道、人工呼吸。其理由是：心搏骤停通常是心源性病因所致，心搏骤停最初几分钟血中氧浓度仍高，而心排出量与心脑血流量则急剧减少，此时人工呼吸不如胸外按压重要；此外，若先行人工呼吸，所需的准备时间较长，而胸外按压的准备时间则少得多，这样，开始 CPR 的时机可获提前。目前更强调早期开始 CPR，早期进行胸外按压。

2. 基础生命支持（BLS）的主要变化

胸外心脏按压：频率至少 100 次，按压幅度成人至少 5 cm。

BLS 流程简化：对判断呼吸的"一看、二听、三感觉"从流程中删除，强调对无反应、无呼吸或无正常呼吸者，立即启动 EMSS。

（黄　琼）

第二节　氧气吸入疗法

氧气是生命活动所必需的，对维持组织正常的代谢、功能以及形态结构，具有重要作用。如组织得不到足够的氧气，或不能充分利用氧气将导致缺氧，严重时将威胁生命。氧气吸入术（oxygen inhalation）是指通过给氧提高机体动脉血氧饱和度和动脉血氧分压以提高动脉血氧含量，纠正由于各种原因造成的缺氧状态，促进组织的新陈代谢，维持机体生命活动的一种治疗方法。

一、概　述

（一）缺氧的分类和程度

1. 缺氧的分类

根据发病的原因和血氧变化特征，可将缺氧分为低张性缺氧、血液性缺氧、循环性缺氧、组织性缺氧。氧疗对低张性缺氧的患者效果较为明显，主要是由于患者动脉血氧分压（PaO_2）和动脉血氧饱和度（SaO_2）明显偏低，吸氧后能够将其提高，使组织供氧增加，所以效果最好。氧疗对于大量失血、一氧化碳中毒、心功能不全等造成的缺氧也有一定的效果（表 7-1）。

表 7-1　缺氧的类型及其特点

类型	动脉血氧分压（PaO$_2$）	动脉血氧饱和度（SaO$_2$）	动-静脉氧压差（Pa-vO$_2$）	常见原因
低张性缺氧	↓	↓	↓ 或 N	吸入气体中氧气浓度过低、外呼吸功能障碍、静脉血分流入动脉等，如高山病、慢性阻塞性肺病、先天性心脏病
血液性缺氧	N	N	↓	贫血、CO 中毒、高铁血红蛋白血症等
循环性缺氧	N	N	↑	休克、心功能不全、血管意外
组织性缺氧	N	N	↑ 或 ↓	氰化物中毒、大量放射线照射等

2. 缺氧程度与给氧的标准

以缺氧程度（表 7-2）为依据，判断是否需要给氧。

表 7-2　缺氧的程度与症状

程度	发绀	呼吸困难	神志	血气分析	
				动脉氧分压（PaO$_2$）/mmHg	动脉血氧饱和度（SaO$_2$）/%
轻度	不明显	不明显	清楚	>50	>80
中度	明显	明显	正常或烦躁不安	30 ~ 50	60 ~ 80
重度	显著	严重、三凹征明显	昏迷或半昏迷	<30	<60

轻度缺氧：大多不需氧疗，如患者有呼吸困难,可给予低流量低浓度的氧气(1 ~ 2 L/min)；中度缺氧，应给予氧疗；重度缺氧，需立即给予氧疗，是给氧的绝对适应证。慢性呼吸衰竭的患者，PaO$_2$<60 mmHg 是公认的氧疗指征。

（二）氧气吸入的适应证

（1）因呼吸系统疾病导致肺活量减少的患者：气胸、支气管肺炎、哮喘等。

（2）心肺功能不全导致肺部充血而引起呼吸困难的患者：如心力衰竭时导致的呼吸困难。

（3）各种类型的中毒导致的呼吸困难，氧气不能通过毛细血管渗入组织，而导致组织细胞利用氧气异常产生缺氧：如一氧化碳中毒、巴比妥类药物中毒等。

（4）昏迷患者：颅脑损伤或脑血管意外等。

（5）休克患者：外科手术前后患者，分娩时产程过长等。

（三）供氧装置

目前，临床常见的供氧装置有氧气筒、中心供养装置、高压氧舱、氧气枕等。

1. 中心供氧装置

医院的氧气由供氧站负责提供，通过管道将氧气送至各个病区的床单位、急诊科、门诊等。中心供氧站通过总开关进行控制，各个用氧单位在墙壁的通道出口处配有氧气流量表，可调节氧流量，使用方便而快捷，目前临床上使用广泛（图 7-8）。

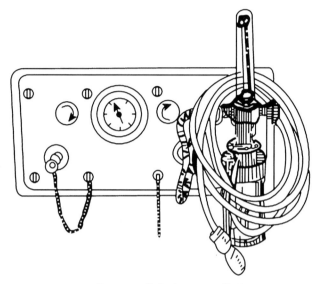

图 7-8　湿化瓶及导管与中心供氧管道的连接

2. 氧气筒供氧装置（图 7-9）

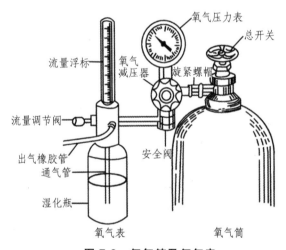

图 7-9　氧气筒及氧气表

在没有管道供氧时使用。

（1）氧气筒：主体为一圆柱形无缝钢筒，在氧气筒充满氧气时筒内可耐高压达 14.7 MPa，容纳氧气 6 000 L。小的氧气筒方便携带，可在转运及家庭中应用。

① 总开关：在氧气筒的顶部，可控制氧气的排出，在使用时，将总开关向逆时针方向旋转 1/4 周即可放出氧气，用后可向顺时针方向将其旋紧。

② 气门：气门与氧气表相连，存在于氧气筒颈部侧面，是氧气由筒中排出的途径。

（2）氧气表。

① 压力表：从表的指针能获悉筒内氧气的压力，压力越大说明筒内氧气含量越多。

② 流量表：流量表内装有浮标，有氧气通过时浮标被吹起，依据浮标上端平面所指刻度可得每分钟氧气的流量。

③ 减压器：一种弹簧自动减压装置，可将氧气筒内 14.7 MPa 的高压减至 0.2～0.3 MPa，使流量稳定，保证使用安全。

④ 湿化瓶：可将氧气进行湿润，避免呼吸道黏膜干燥。通常瓶内装入 1/3～1/2 的冷蒸馏水。急性肺水肿患者的湿化液可用 20%～30%乙醇，用来降低肺泡内泡沫的表面张力，有利于气体弥散，使气体交换得以改善。

⑤ 安全阀：氧气表的种类不同，安全阀的位置也不同。当氧气流量较大、压力较高时，内部活塞自动上移，促使过多的氧气由周围的小孔排出，以保障安全。

（3）氧气筒架：用于转运和安置氧气筒，以防止其倾倒。

3. 装表法

（1）吹尘：将氧气筒放在架上，打开总开关，使小量氧气从气门吹出，随后立即关上总开关，避免灰尘进入氧气表，达到清洁的目的。

（2）接流量表：将氧气表微微向后倾，置于氧气筒气门处的螺丝接头上，先用手初步旋紧，再用扳手固定，使氧气表与地面垂直。

（3）连接湿化瓶：将通气管与湿化瓶连接。

（4）检查：先打开氧气筒总开关，接着打开流量表的调节阀，检查氧气流出是否通畅与漏气，关紧流量表开关备用。

（5）卸表法。先关闭总开关，将残余气体放出，关闭流量调节阀，将湿化瓶卸下，然后一手拿表一手用扳手将表的螺丝帽拧松，将表卸下。

（6）氧气筒内的氧气量计算方法。氧气筒内的氧气供应时间可以按以下公式计算：

$$氧气供给时间 = \frac{氧气筒容积(L) \times (压力表所指压力 - 0.5)\,(MPa)}{氧流量(L/min) \times 60(min) \times 1个大气压(MPa)}$$

4. 氧气枕

氧气枕是一个长方形的橡皮枕，一端与橡胶管连接，其上有调节流量的调节器，常用于转运途中的患者（图 7-10）。

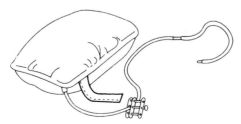

图 7-10 氧气枕

5. 高压氧舱

高压氧舱为一个圆筒形氧气舱，分为手术舱、治疗舱、过渡舱三部分。

（四）用氧安全

由于氧气筒内压力很高，且氧气可助燃，在高浓度和高压的条件下易发生火灾和爆炸。所以氧疗的过程中操作人员应严格按照操作规程进行，做好"四防"，即防火、防油、防震、防热，并加强巡视。

1. 氧气筒的使用安全

（1）在氧气装置上，贴上写有"四防"的安全标语。

（2）氧气筒周围严禁吸烟和摆放易燃品，氧气表及螺旋处，不能上油，氧气筒应放在阴凉处，搬运时避免撞击和震动，以防止引发爆炸。

（3）氧气筒内氧气不可完全用光，压力表上的指针指向 5 kg/cm^2（0.5 MPa）时则不可继续使用，以避免灰尘进入筒内，否则再次充氧时有发生爆炸的危险。对于未用或已用完的氧气筒应注明"满"或"空"的字样，以免紧急使用时搬错，且便于储备，以备不时之需。

（4）氧气筒应有固定的安置地点，且应有明显标志，且不可与其他气体钢筒放在一起，以防急用时用错，影响抢救。

2. 用氧过程中的安全

（1）用氧时，指导患者及探视者禁止吸烟。

（2）确保助听器、电热毯、电视等电器在正常工作状态，以避免产生短路和火花而引起火灾。

（3）附近不可放置不稳定、易燃的物品，如酒精、油等。

（4）对于能产生静电的材料，如毛毯合成纤维等应禁止使用，患者及家属应尽量穿棉质衣服。

（5）工作人员须知灭火器的位置，并掌握其使用方法。

（五）氧浓度与氧流量的换算

1. 氧流量

氧流量（oxygen flow rate）指调节好后的，供患者使用的氧气的流量，其单位是 L/min。氧流量的大小应依据患者的状况和用氧途径来设定，实际上氧流量并不等同于患者实际吸入氧的浓度，主要由于氧气的渗漏以及与大气的混合。为了精准地描述氧气的用量，可以使用吸入氧气的百分比，即吸氧浓度（inspired oxygen concentration）来表示。

2. 给氧浓度

给氧浓度即氧气在空气中的百分比。一般情况下，氧气在空气中的浓度为 20.93%。氧疗时，依据给氧浓度的大小可分为：

（1）低浓度给氧：吸氧浓度小于 35%。

（2）中浓度给氧：吸氧浓度为 35%～60%。

（3）高浓度给氧：吸氧浓度大于 60%。

3. 氧浓度和氧流量的换算

操作者需要准确掌握氧流量与给氧浓度的换算方法，并按医嘱进行氧流量监控。

（1）鼻导管、鼻塞等方法。

该法是临床最常用的方法之一。鼻导管给氧时，慢性阻塞性肺病患者能耐受的氧流量为 2 L/min，给氧时操作者需密切观察动脉血气分析的结果。

$$吸氧浓度（\%）= 21 + 4 \times 氧流量（L/min）$$

（2）面罩给氧：可分为开放式和密闭式面罩。为了避免呼出气体在面罩内被重复吸入引起二氧化碳积聚，给氧时氧流量必须大于 5 L/min。由于吸入气中的氧浓度随氧流量的增多而增多（超过 8 L/min 增加幅度则很小，表 7-3），若需增加吸入气体中的氧浓度，则可在面罩后再接一个贮气囊。

表 7-3　面罩给氧时氧流量与氧浓度的关系

给氧方法	氧流量/（L/min）	吸氧浓度近似值/%
开放式面罩	5～6	40
	6～7	50
	7～8	60
密闭式（加贮气囊）	6	60
	7	70
	8	80
	9	90
	10	99

（3）简易呼吸器给氧：当氧流量为 6 L/min 时，吸入气中的氧浓度为 40%～60%。

（4）呼吸机（定容型）氧浓度计算：

$$吸氧浓度 = \frac{80 \times 氧流量(L/min)}{通气量(L/min)} + 20$$

（5）氧气帐给氧：氧流量为 10～20L/min，氧浓度达 60%～70%。

（6）高压氧：利用特殊的加压舱，为患者提供高于一个大气压的环境，使其吸入高浓度氧。

（六）氧气吸入的方法

1. 鼻导管和鼻塞法

此法为临床上最常用的给氧方法，具有操作简便、经济安全等特点。但给氧浓度仅限于低、中浓度（40%～50%）给氧，氧流量可调节为 1～6 L/min，但对局部有刺激作用，易阻塞。

（1）单侧鼻导管法：使用时将鼻导管经一侧鼻孔插至鼻咽部，插入长度为鼻尖到耳垂长度的 2/3。此法节省氧气，但由于鼻腔受刺激，易导致分泌物阻塞鼻导管，故需每 8 h 更换一次鼻导管，若长期使用患者会感不适。

（2）双侧鼻导管法（图 7-11）：鼻导管上有两根短管，将其分别插入两侧鼻孔，深度约为 2 cm。此方法使用简单、刺激性小，患者感觉舒适，有利于吸入气体的湿化，且不会干扰患者进食和说话，但氧气较为浪费。操作者在给患者用氧时，需观察其耳部与鼻翼皮肤黏膜的情况，防止因鼻导管太紧而导致皮肤受损。

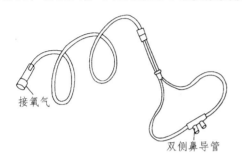
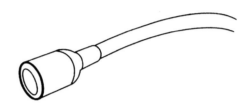

图 7-11 双侧鼻导管 　　　　　　　　图 7-12 鼻塞

（3）鼻塞法：鼻塞（图 7-12）是一种由塑料制成的球状物，分单侧和双侧两种。此方法给氧，只需将鼻塞塞入鼻前庭内即可，使用较方便；对鼻黏膜刺激性较小，患者感觉较舒适，因此临床上广泛使用。其吸氧浓度一般小于 50%。

2. 漏斗法

用漏斗（漏斗可用胶片或塑料制成）取代鼻导管连接通气管，调节流量 4 ~ 6 L/min，将漏斗放置于距患者口鼻处 1 ~ 3 cm，用绷带设法固定。此法简单，易操作，对黏膜没有刺激，但是耗氧量较大，多用于气管切开术后患者或婴幼儿。

3. 面罩法

将特制的面罩固定在患者的鼻、口处给氧，氧气从下端输入，呼出的气体从面罩的侧孔排出，常用的给氧面罩分为两种：

（1）开放式面罩（图 7-13）：没有活瓣装置，利用高流量氧气持续喷射所产生的负压来吸入周围的空气以稀释氧气，面罩底部连接一中空管，上面有一阀门，可以通过阀门调节空气的进入量，从而调节吸氧的浓度。呼出的气体，可由面罩上呼气口排出。

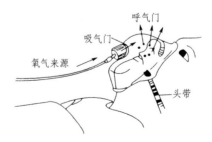

图 7-13 开放式氧气面罩

（2）密闭式面罩（图7-14）：面罩上有单向活瓣装置，因此吸气与呼气是两条被分开的不同通道，给氧浓度可大于60%。面罩给氧的优点为对气道黏膜刺激性小，简单易行，给氧效果较好，同时患者也感到舒适；缺点为当患者饮食、咳痰时，需要将面罩摘掉，中断给氧。

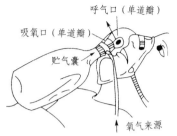

呼气口（单道瓣）
吸氧口（单道瓣）
贮气囊
氧气来源

图7-14　密闭式氧气面罩

4. 氧气帐法

特制的氧气帐是可折叠的透明的塑料薄膜制成的帐篷，通过电动机使帐篷内的空气循环达到降温冷却效果，此方法适用于需要冷而湿空气的患者。氧气帐的大小约为病床的一半，下面塞入床垫下。在使用时将患者的头部放入密闭的帐篷内，氧气流量为6～10 L/min，氧浓度可达到45%～60%。每次开放帐篷后，需加大氧流量到12～14 L/min，持续的时间为3 min，以恢复帐内的氧浓度。但是氧气帐内的氧浓度不容易保持恒定，需要定时换气，以免二氧化碳蓄积。此方法一般适合儿科抢救，如肺炎患儿。

二、氧气给入技术的实施

【目　的】

供给患者氧气，改善由于缺氧引起的各种症状，促进组织的新陈代谢，维持机体生命活动。

【操作前准备】

1. 评估患者

（1）患者年龄、病情、意识、治疗等情况。

（2）患者缺氧程度、血气分析结果等。

（3）患者鼻腔状况，有无鼻中隔偏曲。

（4）患者对吸氧操作的认知程度、心理状况、合作程度。

2. 患者准备

（1）理解氧气吸入的目的，愿意配合。

（2）体位舒适，情绪稳定。

3. 操作者准备

着装整洁，洗手，戴口罩并且向患者解释吸氧的目的以及注意事项。

4. 用物准备

（1）供氧装置一套（根据需要准备）。

（2）治疗盘内置：治疗碗1个（内盛冷开水）、弯盘1个、吸氧导管1根、玻璃接管1个、棉签1包、纱布数块、胶布、扳手、安全别针、氧气记录卡、笔。

【操作步骤】

步　骤	要点与说明
1. 核对医嘱，核对用氧方法及流量	● 根据医嘱给氧 ● 用氧前，要评估环境是否适合操作，检查氧气装置是否完好无漏气，氧气管是否通畅
2. 洗手、戴口罩，备齐用物，携至患者床旁，核对	● 确认患者
3. 向患者解释操作目的和方法，告知患者及周围的人安全用氧的相关知识	● 降低患者的焦虑程度，以取得良好的配合 ● 严格遵守操作规程，做好"四防"，即防油、防震、防火、防热。氧气筒应放置阴凉处，周围严禁易燃易爆物品，远离明火 5 m 以上、远离暖气 1 m 以上，以防止燃烧
4. 连接氧气装置 5. 将通气管和湿化瓶的出口相连，打开氧气开关，检查氧气装置功能是否正常，管道有无漏气	● 氧气筒内氧气不可用尽，以免灰尘进入氧气筒，再次充气时引起爆炸，故氧气表至少保留 0.5 MPa（5 kg/cm^2）
6. 给氧 ▲ 单侧鼻导管给氧 （1）选择较通畅的一侧鼻腔，并用湿棉签清洁	● 检查鼻腔有无肿胀或生理性异常及通气情况 ● 患者若痰量较多，可先协助患者排痰，如变换体位、叩背，必要时采用吸痰术
（2）将鼻导管与通气管上的玻璃接头相连，先开流量调节阀（小开关），确定导管通畅后，调节至所需氧流量	● 检查氧气流出是否通畅可用以下方法：①将导管放入冷开水中，看到有无气泡溢出；②将管口靠近手背，感觉有无气流冲出
（3）确定鼻导管插入长度，一般为自鼻尖至耳垂长度的 2/3（图 7-15），将鼻导管蘸水，自所选择侧鼻孔轻轻插入至鼻咽部	● 持续给氧者，每天更换鼻导管 2 次以上，双侧鼻腔交替插管
（4）如无呛咳等反应，用胶布将鼻导管固定于鼻翼及面颊部（图 7-16），再用安全别针固定通气管于床单上 ▲ 双侧鼻导管给氧 将鼻导管鼻塞部轻轻插入患者双侧鼻腔，再将导管环绕患者耳部向下放置，根据患者情况调整其松紧度（图 7-17）	● 固定导管，不宜太紧，以免压迫皮肤造成损伤

步　骤	要点与说明
▲ 面罩给氧 将面罩置于患者口鼻部，用松紧带固定，再将氧气管接于氧气进口上，调节氧流量	● 面罩所需最小氧气流量是 6 L/min，以避免重复吸气 ● 用带贮气囊的面罩时，贮气囊至少应保持1/3充盈
▲ 鼻塞给氧 清洁鼻腔，将鼻塞连接通气管，调节氧流量将鼻塞塞入鼻孔内	● 一般置鼻塞于鼻前庭，切勿深塞； ● 鼻塞大小以恰能塞满鼻孔为宜
▲ 中心供氧装置给氧 （1）装流量表 ① 将流量表接头用力插入墙上氧气出口 ② 向外轻轻下拉接头，证实已接紧 ③ 查看接头是否漏氧气，若有氧气逸出，拔出接头后重新插入 ④ 将湿化瓶接到流量表上 （2）导管接于湿化瓶出口处的小孔接头上 （3）连接不同的给氧装置，调节氧流量	● 操作者应熟悉医院墙壁上的氧气出口系统，以便在紧急情况下能够迅速正确使用而不致接错
7. 记录给氧时间、流量、患者的反应	● 有利于评价及保证护理的连续性
8. 给氧期间常规观察患者病情、用氧后的效果，定时观察氧流量、湿化瓶内水量，检查用氧设备工作状态是否良好、供氧管道是否通畅，保证用氧安全	● 观察内容有：患者的焦虑程度、皮肤颜色及呼吸情况；有无缺氧、心跳过速、意识障碍、呼吸困难、烦躁不安、发绀等表现；动脉血气分析结果；鼻腔有无堵塞或黏膜红肿；必要时用水溶性润滑剂保护鼻黏膜
9. 停用氧气时，先取下导管，再关闭流量调节阀，放出余气，然后关流量表，并用松节油擦净患者面部胶布痕迹，协助患者取舒适的体位	● 以免一旦关错开关，大量氧气突然冲入呼吸道而损伤肺部组织
10. 清洁消毒用物，记录患者给氧时间和停止时间以及给氧后呼吸的改善情况	● 预防交叉感染

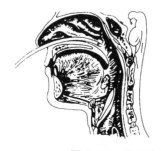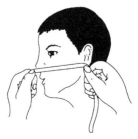

图 7-15　单侧鼻导管插入长度

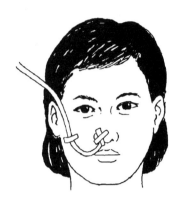

图 7-16 单侧鼻导管固定法

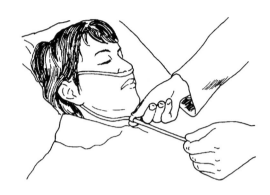

图 7-17 双侧鼻导管固定法

【操作后评价】

（1）患者缺氧症状得到缓解。

（2）患者了解吸氧术的目的、操作要点以及氧疗过程中的注意事项。

（3）安全用氧：未发生机械性损伤及其他意外。

【健康教育】

（1）向患者及家属介绍有关吸氧的目的、方法、注意事项。

（2）指导患者进行氧疗时的配合要点。

三、给氧的副作用及预防

1. 呼吸道分泌物干燥

供氧装置中所储存的氧气是干燥的，如持续吸入浓度较高而又未被湿化的氧气，会造成患者呼吸道黏膜干燥，分泌物黏稠、不易排出，且有损纤毛运动。预防这一副作用的关键是要加强对吸入氧气的湿化，并定期进行雾化吸入。

2. 呼吸抑制

多见于 II 型呼衰患者。出现低氧血症时，PaO_2 的降低会刺激周围化学感受器，进而反射性地引起呼吸中枢的兴奋，使肺部通气量增加。如果患者长期依赖这种反射性兴奋的方式来维持呼吸，吸入高浓度的氧气后会引起 PaO_2 升高，从而使这一反射机制消失，引起患者自主呼吸抑制，甚至出现呼吸停止。因此，此类患者需要吸入低流量（1~2 L/min）、低浓度（<30%）的氧气，并随时监测 PaO_2 的变化。

3. 肺不张

患者在吸入高浓度的氧气后，可将肺泡内不能吸收的大量氮气置换，支气管一旦阻塞，则所属肺泡内的氧气迅速被循环血液吸收，导致肺泡塌陷，引起吸入性肺不张。患者表现为烦躁不安、呼吸心跳加快、血压升高，继而出现呼吸困难、发绀等，严重者可出现昏迷。预防这一副作用的关键是鼓励患者深呼吸和咳嗽、经常翻身、叩背，经常变换体位，防止分泌物滞留、降低吸氧浓度等。

4. 晶状体后纤维组织增生

仅见于新生儿，尤其是早产儿。给予高浓度氧疗后，过高的动脉 PaO_2 可导致晶状体后纤维组织增生，引起不可逆的视力减退，甚至失明。预防措施为将新生儿的吸氧浓度严格控制在 40% 以下并密切注意 PaO_2 变化，控制吸氧时间。

5. 氧中毒

氧气是生命活动所必需的物质，但是当吸入氧浓度高于 60% 且持续 24 h 以上时会造成肺实质性损害，而且吸入氧气的氧含量越高，氧的毒性作用越大。0.5 个大气压以上的氧对任何细胞都有毒性作用，可导致氧中毒。长时间吸入高浓度的氧，使肺泡内氧气和 PaO_2 升高，进而使氧弥散速度加快，组织细胞由于获氧过多而中毒。氧中毒有以下两种类型：

（1）肺型氧中毒：吸入 1 个大气压左右的氧达到 8 h 以后，患者主要表现为胸骨下不适、疼痛、灼热感，进而出现呼吸增快、烦躁不安、恶心、呕吐，3 d 后可出现肺不张，严重时可导致肺的永久性纤维化与僵硬以及多脏器功能受损，甚至死亡。

（2）脑型氧中毒：吸入 2~3 个大气压以上的氧，可以在短时间内引起这一症状的发生。患者主要表现为视听障碍、抽搐、晕厥、恶心等症状，严重时可昏迷甚至死亡。

预防氧中毒这一副作用的主要措施是控制吸氧浓度与吸氧时间。避免长时间高浓度给氧，动态观察吸氧疗效和有无氧疗副作用发生，定时进行血气分析。在常压下，吸入氧气的浓度在 60% 以下是安全的，如果吸入的氧浓度为 60%~80%，则不能超过 24 h。如果吸入 100% 的纯氧，时间不能超过 4~12 h。

（赖　莉）

第三节　洗胃术

洗胃术（gastric lavage）是将胃管插入胃内，利用重力、虹吸或负压吸引作用的原理，反复灌入和吸出一定量的溶液，以达到冲洗并排出胃内容物的胃灌洗方法。

一、洗胃溶液和禁忌药物

常见毒物中毒的洗胃溶液和禁忌药物详见表 7-4。

表 7-4 常见毒物中毒的洗胃溶液和禁忌药物

毒物种类	常用溶液	禁忌药物
酸性物	乳类、蛋清水①、米汤、牛奶	强酸药液
碱性物	5%醋酸、白醋、蛋清水、牛奶	强碱药液
氰化物	3%过氧化氢②引吐、1∶15 000～1∶20 000 高锰酸钾溶液	
敌敌畏	2%～4%碳酸氢钠、1%盐水、1∶15 000～1∶20 000 高锰酸钾溶液	
1605、1059、4049（乐果）	2%～4%碳酸氢钠洗胃	高锰酸钾③
敌百虫	1%盐水或清水，1∶15 000～1∶20 000 高锰酸钾溶液	碱性药物④
DDT、666	温开水或生理盐水，50%硫酸镁导泻	油性泻药
酚类	50%硫酸镁导泻、温开水或植物油洗胃至无酚味为止，洗胃后多次服用牛奶、蛋清保护胃黏膜	液状石蜡
巴比妥类（安眠药）	1∶15 000～1∶20 000 高锰酸钾洗胃，硫酸钠导泻⑤	硫酸镁
异烟肼（雷米封）	1∶15 000～1∶20 000 高锰酸钾洗胃，硫酸钠导泻	
灭鼠药		
抗凝血素类（敌鼠钠等）	催吐、温水洗胃、硫酸钠导泻	碳酸氢钠
有机氟类（氟乙酰胺等）	0.2%～0.5%氯化钙或淡石灰水洗胃，硫酸钠导泻，饮用豆浆、蛋白水、牛奶等	
磷化锌	1∶15 000～1∶20 000 高锰酸钾溶液，0.5%硫酸铜⑥溶液	鸡蛋、牛奶脂肪及其他油类食物⑦
毒蕈、河豚、生物碱	1%～3%鞣酸	
发芽马铃薯	1%活性炭悬浮液	

注：① 蛋清可黏附在黏膜或创面上，从而起保护作用，并可使患者减轻疼痛。
② 氧化剂能将化学性毒品氧化、改变其性能，从而减轻或去除其毒性。
③ 1605、1059、4049（乐果）等禁用高锰酸钾洗胃，否则可氧化成毒性更强的物质。
④ 敌百虫遇碱性药物可分解出毒性更强的敌敌畏，其分解过程随碱性的增强和温度的升高而加速。
⑤ 巴比妥类药物采用硫酸钠导泻，是利用其在肠道内形成的高渗透压，阻止肠道水分和残存的巴比妥类药物吸收，促其尽早排出体外。硫酸钠对心血管和神经系统没有抑制作用，不会加重巴比妥类药物的中毒。
⑥ 磷化锌中毒时，口服硫酸铜可使其成为无毒的磷化铜沉淀、阻止吸收，并促使其排出体外。
⑦ 磷化锌易溶于油类物质，忌用脂肪性食物，以免加速磷的溶解吸收。

二、洗胃术的实施

【目 的】

1. 解 毒

清除胃内毒物或刺激物，减少毒物的吸收，同时利用不同灌洗液进行中和解毒，从而减少毒物吸收入血。洗胃应尽早进行，一般在服毒物 4~6 h 内洗胃最有效；对服毒物量大、超过 6 h 的患者也不应放弃洗胃。

2. 减轻胃黏膜水肿

幽门梗阻者，通过洗出胃内潴留食物，以减轻潴留物对胃黏膜的刺激，减轻胃黏膜水肿和炎症。

3. 某些手术或检查前的准备

主要是胃部手术或检查，通过洗胃，既利于检查，又可防止或减少术后感染。

【操作前准备】

1. 评估患者并解释

（1）评估：患者中毒情况（摄入毒物的种类、量、时间等）；患者年龄、意识状态、瞳孔变化及生命体征；口鼻腔黏膜情况、有无活动性义齿；心理状态及合作程度等。

（2）解释：向患者及家属解释洗胃的目的、过程、注意事项及操作中的配合方法。

2. 患者准备

了解洗胃的目的、操作过程及注意事项，愿意配合。

3. 操作者准备

衣帽整洁，洗手，戴口罩。

4. 用物准备

根据不同的洗胃方法进行用物准备。

（1）口服催吐法。

① 治疗盘内：量杯、压舌板、水温计、弯盘、塑料围裙或橡胶单。

② 水桶 2 只（1 只盛洗胃液，1 只盛污水）。

③ 洗胃溶液：根据毒物性质准备洗胃溶液，毒物性质不明时，可备温开水或等渗盐水，温度 25~38 ℃，一般用量 10 000~20 000 mL。

④ 必要时备洗漱用物。

（2）胃管洗胃法。

① 无菌洗胃包：胃管、镊子、纱布、压舌板，或使用一次性胃管。

② 治疗盘内：量杯、水温计、棉签、弯盘、50 mL 注射器、液体石蜡、检验标本容器或试管、胶布、听诊器、手电筒、治疗巾、塑料围裙或橡胶单；必要时备开口器、牙垫、舌钳等。

③ 水桶 2 只（1 只盛洗胃液，1 只盛污水）。

④ 洗胃溶液：同口服催吐法。

⑤ 洗胃设备：漏斗胃管洗胃法另备：漏斗洗胃管（图 7-18）；电动吸引器洗胃法另备：

输液架、输液瓶、输液导管、Y 型三通管、调节器或止血钳、电动吸引器（图 7-19）；全自动洗胃机洗胃法另备：全自动洗胃机（图 7-20）。

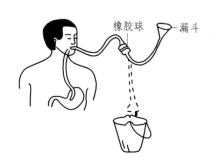

图 7-18　漏斗胃管洗胃法

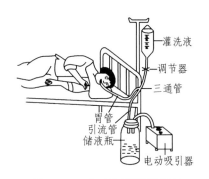

图 7-19　电动吸引器洗胃法

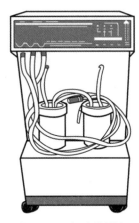

图 7-20　自动洗胃机

5. 环境准备

安静、整洁、光线明亮，必要时用屏风或帷帘遮挡患者以保护患者自尊。

【操作步骤】

步　骤	要点与说明
1. 准备 （1）携用物至患者身旁，核对床号、姓名 （2）协助患者取舒适体位：中毒较轻者可取坐位或半坐位，中毒较重者取左侧卧位；昏迷患者取平卧头偏向一侧	● 确认患者，取得患者合作 ● 左侧卧位可减慢胃排空，延缓毒物进入十二指肠的速度 ● 强腐蚀性毒物（强酸、强碱）中毒、食管阻塞、食管胃底静脉曲张、近期上消化道出血或穿孔、胃癌等患者禁忌洗胃，可遵医嘱给予物理性拮抗剂，如牛奶、豆浆、蛋清等，以保护胃黏膜

步　骤	要点与说明
（3）围好围裙或铺橡胶单或治疗巾，取下义齿，置弯盘于口角旁、置污水桶于患者座位前或床旁	
2. 洗　胃	
▲ 口服催吐法	● 适合清醒合作的患者
（1）自饮灌洗液：指导患者自饮灌洗液，每次饮入量为 300～500 mL	● 急性中毒患者应迅速采取口服催吐法，必要时进行洗胃，以减少毒物的吸收。当中毒物质不明时，先抽出胃内容物送检，以确定毒物性质，洗胃液可选用温开水或生理盐水
（2）催吐：自呕或用压舌板压刺激舌根催吐	
（3）反复进行，直至吐出的灌洗液澄清无味	● 表示毒物已基本洗净
▲ 漏斗胃管洗胃	
（1）插入胃管：同鼻饲术经口插入胃管 55～60 cm，确定胃管在胃内，固定胃管；昏迷患者用开口器撑开口腔，置牙垫于上下磨牙之间，如有舌后坠者用舌钳将舌拉出	● 不愿合作者可由鼻腔插入
（2）吸出胃内容物：将漏斗放置低于胃部水平的位置，挤压橡胶球，抽尽胃内容物	● 挤压橡胶球形成负压，可抽出胃内容物；留标本送检
（3）灌注洗胃液：举漏斗高过头部 30～50 cm，将灌洗液缓慢倒入漏斗 300～500 mL，当漏斗内尚余少量溶液时，迅速将漏斗降至低于胃的位置，倒置于盛水桶内	● 利用虹吸作用引出胃内容液，引流不畅时可挤压橡胶球加压吸引
（4）反复灌洗直至洗出液澄清无味	● 每次入量与出量应基本平衡，预防胃潴留
▲ 电动吸引器洗胃	
（1）接通电源，检查吸引器性能	
（2）安装灌洗装置：将 Y 型管三通分别与输液管、引流管、洗胃管相连接，将灌洗液倒入输液瓶内，夹闭输液管，挂于输液架上	
（3）插入胃管：同漏斗胃管洗胃	
（4）吸出胃内容物：开动吸引器吸出胃内容物	● 吸引器负压宜保持在 13.3 kPa，避免负压过大引起胃黏膜损伤
（5）灌注洗胃液：关闭吸引器，夹闭贮液瓶的引流管，开放输液管，使灌洗液流入胃内 300～500 mL	
（6）吸出胃内容液：夹闭输液管，开放贮液瓶的引流管，启动吸引器，吸出灌入的液体	
（7）反复灌洗至洗出液澄清无味	

步　　骤	要点与说明
▲ 全自动洗胃机洗胃	● 能自动、迅速、彻底清除胃内容物
（1）接通电源，检查洗胃机性能，将 3 根橡胶管分别与机器的药管、胃管、污水管口连接；将药管的另一端放入灌洗液桶内，污水管的另一端放入空水桶内，胃管的一端和已插好的患者的洗胃管相连接；调节药量流速	● 在洗胃过程中，药管的管口必须始终浸没在洗胃液的液面下
（2）插入胃管：同漏斗胃管洗胃	
（3）吸出胃内容液：按"手吸"键，吸出胃内容物	
（4）自动洗胃：再按"自动"键，机器开始进行自动冲洗	● 冲洗时"冲液"灯亮，吸引时"吸液"灯亮
（5）管道堵塞处理：如发现食物堵塞管道，水流减慢、不流或发生故障，可交替按"手冲"和"手吸"键，重复冲吸数次，直到管路通畅，再按"手吸"键将胃内残留液体吸出，按"自动"键，自动洗胃，直至洗出液澄清无味	● 管路通畅后，不可直接按"自动"键，否则自动洗胃机再灌洗时灌入量过多，造成胃扩张
3. 观察：洗胃过程中，随时观察洗出液的性质、颜色、气味、量，观察患者面色、脉搏、呼吸、血压	● 洗胃过程中严密观察患者的面色、意识、瞳孔、生命体征及有无腹痛、洗出血性液体或虚脱现象，并采取相应急救措施
4. 拔管：洗胃完毕，反折胃管末端，拔出胃管	● 防止管内液体误入气管
5. 整理：协助患者漱口，洗脸，整理床单位，清理用物	● 促进患者舒适 ● 自动洗胃机三管同时放入清水中，按"清洗"键清洗各管腔，洗毕后各管同时取出，待机器内水完全排尽后，按"停机"键关机，避免各管道被污物堵塞或腐蚀
6. 洗手记录　记录灌洗液名称及量，洗出液的颜色、气味、量，患者的反应	● 必要时留取标本送检 ● 为幽门梗阻者洗胃宜在饭后 4~6 h 或睡前进行，应记录胃内潴留量，以了解梗阻情况

【操作后评价】

（1）患者胃内毒物或潴留物得到最大程度的清除。

（2）操作熟练、程序规范，患者无误吸和急性胃扩张等并发症发生。

（3）护患沟通有效，患者配合治疗，康复信心增强。

【健康教育】

（1）向患者解释洗胃的目的，洗胃中可能出现恶心、呕吐等不适，告诉其应对方法，使其积极配合。

（2）对自服毒物者应耐心劝导，给予针对性的心理护理，增强康复信心。

（汤志梅）

第四节　吸痰术

吸痰术（sputum scutioning）是通过负压作用利用吸痰管经口、鼻腔、人工气道将呼吸道分泌物或误吸的呕吐物吸出，以保持呼吸道通畅的方法。吸痰术可解除患者因分泌物阻塞气管而造成窒息、肺不张及肺部感染等，多用于老年人、新生儿、昏迷、气管切开等各种原因而导致不能进行自主咳嗽的患者。

一、临床常见吸痰设备

临床上常用吸痰装置有中心负压吸引装置、电动吸引器两种。两者都是利用负压吸引的原理，连接导管将痰液吸出。

1. 中心负压吸引装置

该装置是将医院中心负压通过导管连接到各床单位，使用时只需连接上吸痰瓶装置和吸痰管，开启开关，调节压力即可操作，方便快捷（图7-21）。

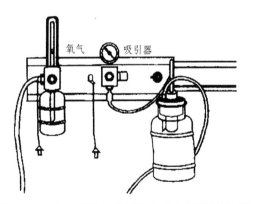

图7-21　氧气管道化装置和中心负压吸引装置

2. 电动吸引器

（1）构造：由安全瓶、贮液瓶、电动机、偏心轮、气体滤过器、压力表、连接管组成。安全瓶和贮液瓶的容量是1 000 mL，瓶塞上的两个玻璃管通过橡胶管相互连接（图7-22）。

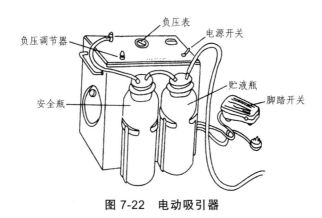

图 7-22　电动吸引器

（2）作用原理：连接电源，电动机带动偏心轮，瓶内气体由吸气孔吸出再由排气孔排出，如此连续转动，导致瓶内呈现负压状态，痰液被吸出。

（3）维护。

① 使用前：先检查电源的电压与吸引器的电压是否一致，各个管道连接是否正确。

② 贮液瓶内的液体不可超过 2/3，若超过应及时倾倒，避免液体过多进入电动机内引起机器损坏。

③ 电动吸引器不能连续长时间使用，每次使用应小于 2 h。

④ 为了便于清洗消毒、吸出液不黏附于瓶底，贮液瓶应放少许消毒液。

⑤ 吸引器要由专人负责，搬运时轻拿轻放，定期检查维修保养。

二、电动吸痰器吸痰术的实施

【目　的】

（1）清除呼吸道内的分泌物，以保持呼吸道通畅。

（2）改善肺通气，预防肺部并发症。

【操作前准备】

1. 评估患者

（1）判断是否有呼吸困难，听诊是否有痰鸣音。

（2）患者的病情和治疗情况，观察意识、呼吸状态等。

（3）患者的口、鼻黏膜状况，有无鼻中隔偏曲。

（4）患者痰液的量以及黏稠度等。

2. 患者准备

（1）患者及家属了解吸痰的目的、操作过程及相关知识。

（2）体位舒适，情绪稳定，有安全感，愿意配合。

3. 护士准备

着装整洁，洗手，戴口罩并且向患者解释吸痰的目的以及注意事项。

4. 用物准备

（1）电动吸引器1台。

（2）吸痰盘1套，内置：有盖罐2个（分别盛有无菌生理盐水和型号合适的消毒吸痰管数根）、无菌生理盐水1瓶、无菌纱布数块、治疗巾1块、无菌止血钳1个、镊子1个、无菌碗1个、弯盘1个、无菌手套1副，必要时备开口器、压舌板、舌钳、手电筒、痰标本容器等。

5. 环境准备

安静、整洁、安全。

【操作步骤】

步 骤	要点与说明
1. 评估患者呼吸和痰液阻塞情况，确定患者是否需要吸痰	● 及时评估患者，只有在患者呼吸道有分泌物累积时或听见痰鸣音，肺部有湿啰音，呼吸音低，呼吸频率加快，或排痰不畅时需进行吸痰
2. 备齐用物携至患者床边，向患者及家属解释吸痰的目的、方法及可能引起的不适如恶心、咳嗽和喷嚏等	● 消除患者紧张情绪，以取得良好的合作
3. 接通电源，打开开关，检查吸引器性能是否良好，连接是否正确	● 根据患者情况和痰黏稠情况来调节负压（成人：$-300 \sim -400$ mmHg；儿童：$-250 \sim -300$ mmHg），如果负压过大可引起呼吸道黏膜的损伤
4. 将患者转向护士一侧，使口张开，将治疗巾围于患者胸前	● 减少微生物的传播，避免衣物被污染
5. 准备吸引用物	
（1）用无菌技术打开吸痰管	● 保持无菌，减少微生物的传播
（2）备好无菌碗，倒入100 mL灭菌生理盐水	● 润滑吸痰管，并用于每次吸引时冲洗吸痰管
6. 戴好无菌手套，持吸痰管的手必须确保无菌，另一手可保持干净	● 避免将微生物带入呼吸道，同时可自我保护
7. 一手连接负压管，另一手持吸痰管，试吸少量的生理盐水	● 检查管道是否通畅，润滑导管前端
8. 吸引	● 操作动作要轻柔，自深部向上提拉、左右旋转抽吸，不可反复操作。小儿吸痰时，吸痰管宜软，负压适当减小

步　骤	要点与说明
▲ 口咽吸引法	
（1）嘱患者的舌前伸，必要时用纱布包裹协助	● 昏迷患者可用压舌板、开口器协助开口
（2）一手反折吸痰管末端，另一手持吸痰管前端，从口腔的一侧将导管插入 1～15 cm 进入咽部，同时鼓励患者咳嗽	● 为了避免负压吸附呼吸道黏膜引起损伤，插管时不可使用负压，从口腔的一侧插入导管可防止恶心
（3）使用负压吸引，放松导管末端，吸净口咽部分泌物	● 咳嗽可使下呼吸道的分泌物进入口腔或上呼吸道，有利于吸出
（4）更换吸痰管，在患者吸气时顺势将吸痰管插入气管一定深度（约 15 cm），松开导管开始吸引	● 若鼻腔、口腔和气管切开需同时吸痰时，先吸气管切开处，再吸鼻腔或口腔； ● 如痰液黏稠，可叩拍胸背部，或经雾化吸入后再吸痰
（5）手法：左右旋转，自深部向上提拉并吸净痰液	● 有利于呼吸道的痰液被充分吸引。吸痰动作应轻柔，每次吸引时间<15 s，以免造成缺氧
（6）吸痰管退出时，抽吸生理盐水冲洗导管，然后根据患者的情况必要时重复吸引	● 每根吸痰管只用一次，不可反复上下提插。吸痰过程中注意观察患者面色、呼吸以及吸出物的性状，以防吸痰液阻塞吸痰管； ● 观察气道是否通畅，如一次未吸尽，隔 3～5 min 重吸 ● 如需反复吸引，每次都应更换吸痰管
（7）如果痰液污染了脸部皮肤，应及时给患者洗脸	
▲ 鼻咽吸引法	● 如自口腔吸痰有困难，可由鼻腔吸痰，插管长度约 25 cm；小儿吸痰时，吸痰管宜软，吸力宜小；有人工气道者，可直接从人工气道内吸引；痰液黏稠时可从人工气道内滴入 a-糜蛋白酶，以稀释痰液，易于吸出
（1）用拇指和示指将导管轻而快地插入鼻腔，并在患者吸气时沿着鼻腔壁插向深处	● 鼻咽吸引插入导管长度为患者鼻尖至耳垂的距离，成人约为 16 cm，儿童 8～12 cm，婴幼儿 4～8 cm
（2）其他操作方法同口咽吸痰	
▲ 经气管内插管或气管切开套管吸引法	
（1）在情况许可时，可在吸引前给患者过度通气或者提高给氧浓度数分钟，再调至原来的水平	● 减轻吸引时所致的低氧血症和肺不张

步　骤	要点与说明
（2）移开给氧或湿化装置，不带负压将吸痰管插入人工气道，遇到阻力或患者咳嗽时，往外提出 1 cm，间歇使用负压吸引，手法同口咽吸引。鼓励患者咳嗽，观察患者有无呼吸窘迫的情况	● 往外提出导管可刺激患者咳嗽，并可使导管口离开气管壁； ● 每次吸引应间隔至少 1 min，让患者有适当的时间通气和氧合
（3）连接吸氧装置。如果可能，鼓励患者深呼吸，观察患者呼吸道通畅情况，有无吸引导致的并发症	
（4）必要时，重复吸引	
9. 吸痰毕，关闭吸引器，取下吸痰管和负压管，处理一次性用物，清洗和消毒重复使用的用物，为下次吸引作准备，脱手套，洗手	● 判断患者呼吸道是否已通畅
10. 帮助患者取舒适卧位；听诊患者呼吸音	● 分泌物过多时，刺激黏膜，患者感觉不适
11. 口腔护理	
12. 记录吸引的情况，分泌物的量和性状，患者吸引前后呼吸情况	● 准确记录有利于正确评估病情

【操作后评价】

（1）患者呼吸道内分泌物及时吸出，呼吸通畅，缺氧症状有所缓解。
（2）呼吸道黏膜完好，未发生机械性损伤。
（3）患者痛苦缓解，有安全感，愿意配合操作。
（4）护士有亲和力，与患者有效沟通，操作符合规程，技术熟练。

【健康教育】

（1）向患者及其家属介绍有关呼吸道疾病的预防及护理要点。
（2）指导患者吸痰时的配合要点。

三、中心吸引装置吸痰法

目前的大医院多设有中心负压吸引装置，各个床单位均安装有吸引管道，使用时仅需连接上贮液瓶和吸痰管，打开开关即可使用。与电动吸引器的吸痰方法和要求相同。

四、注射器吸痰法

一般可用 50～100 mL 的注射器连接导管进行抽吸，多在紧急情况下，没有负压吸引装置时采用。

【思考题】

一、名称解释

1. 氧气吸入术

2. 洗胃术

3. 吸痰术

二、单选题

1. 采用单侧鼻导管给氧时，鼻导管插入深度为（　　　）。

    A. 鼻尖至耳垂的长度　　　　　　　　B. 鼻尖至耳垂长度的 1/2

    C. 鼻尖至耳垂长度的 1/3　　　　　　 D. 鼻尖至耳垂长度的 2/3

    E. 发际至鼻尖长度的 2/3

2. 用吸痰管进行气管内吸痰的方法是（　　　）。

    A. 自上而下抽吸　　　　　　　　　　B. 自下而上抽吸

    C. 上下移动吸痰管抽吸　　　　　　　D. 固定于一处抽吸

    E. 左右旋转向上提吸

3. 洗胃时，每次入胃的液体量为（　　　）。

    A. 100 ~ 200 mL　　　　B. 200 ~ 300 mL　　　　C. 300 ~ 500 mL

    D. 500 ~ 700 mL　　　　E. 800 ~ 1 000 mL

4. 患者，女性，65 岁，巡视病房时，发现其突然出现意识丧失伴抽搐，呼吸断续，瞳孔散大，在对其进行心肺复苏时，胸外心脏按压与人工呼吸的比例应为（　　　）。

    A. 15 : 1　　　B. 15 : 2　　　C. 30 : 1　　　D. 30 : 2　　　E. 30 : 4

5. 吞服强酸强碱性毒物的患者应采取（　　　）。

    A. 口服催吐法　　　　B. 尽快洗胃　　　　　C. 先用拮抗剂洗胃

    D. 谨慎洗胃　　　　　E. 禁忌洗胃

三、问答题

1. 简述吸氧的注意事项。

2. 刘某，女，28 岁，因家庭矛盾，口服大量安眠药后 1 h 被家人发现，急诊入院，入院时意识不清。请问：

（1）应用何种方法帮助患者清除毒物？

（2）应选用何种溶液洗胃？

（3）洗胃的注意事项有哪些？

（黄　琼）

第八章

医疗文书

医疗文书是包括对患者问诊、检查、诊断、治疗、护理以及疾病发生发展和转归等全过程详细、系统的原始记录。医疗中形成的病案，它不仅是病情的实际记录，对医疗教学和科研也有重要作用，而且也是医疗纠纷及诉讼的重要依据。因此，医疗文书必须书写规范并妥善保管，以保证其正确性、完整性和原始性。

第一节　病历书写

卫生部在 2010 年颁布的《病历书写基本规范》中，将病历定义为医务人员在医疗活动过程中形成的文字、符号、图表、影像、切片等资料的总和，包括门（急）诊病历和住院病历。病历书写是指医务人员通过问诊、查体、辅助检查、诊断、治疗、护理等医疗活动获得有关资料，并进行归纳、分析、整理形成医疗活动记录的行为。病历既是医院管理、医疗质量和业务水平的反映，也是临床教学、科研和信息管理的基本资料，同时也是医疗服务质量评价、医疗保险赔付参考的主要依据。病历是具有法律效力的医疗文件，是涉及医疗纠纷和诉讼的重要依据。因此，书写完整而规范的病历是每个医师必须掌握的一项临床基本功。

一、病历书写的基本要求

（一）内容真实，书写及时

病历必须客观地、真实地反映病情和诊疗经过，不能臆想和虚构。这不仅关系到病历质量，也反映出医师的品德和作风。内容的真实来源于认真仔细的问诊、全面细致的体格检查、辩证而客观的分析和正确科学的判断。

病历应按各种文件完成时间的要求及时书写。门（急）诊病历及时书写，入院记录应于患者入院后 24 h 内完成。危急患者的病历应及时完成，因抢救危急患者未能及时书写病历的，应在抢救结束后 6 h 据实补记，并注明抢救完成时间和补记时间。

各项记录应注明时间，一律使用阿拉伯数字书写日期和时间，采用 24 h 制记录。

（二）格式规范，项目完整

病历具有特定的格式，临床医师必须按规定格式进行书写。如：门（急）诊病历记录分为初诊病历记录和复诊病历记录，有其特有的格式。入院记录格式分为传统式入院记录和表格式入院记录两种，两者记录的格式和项目基本上是一致的。前者系统而完整，经多年实践证明无论是对资料储存还是人才培训都是十分有用的；后者简便、省时，便于计算机管理，有利于病历的规范化。

（1）各种表格栏内必须按项认真填写，无内容者画"/"或"—"。

（2）每张记录用纸均须完整填写眉栏（患者姓名、住院号、科别、床号）及页码，以避免与其他患者混淆。

（3）度量衡单位一律采用中华人民共和国法定计量单位。

（4）各种检查报告单应分门别类，按日期顺序整理好后归入病历。

（三）表述准确，用词恰当

要运用规范的汉语和汉字书写病历，要使用通用的医学词汇和术语，力求精练、准确、语句通顺、标点正确。

（1）规范使用汉字，按《新华字典》为准，避免错别字。双位以上的数字一律用阿拉伯数字书写。

（2）病历书写应使用中文和医学术语，通用的外文缩写和无正式中文译名的症状、体征、疾病名称、药物名称可以使用外文。但为避免不必要的纠纷，除如"CT"等已为众所周知的外文缩写外，建议在诸如医患沟通记录、各类知情同意书、病危（重）通知书、出院记录等需告知患方有关诊断或诊疗方案的医疗文书中，仍应使用中文书写。

（3）疾病诊断、手术、各种治疗操作的名称书写和编码应符合《国际疾病分类》（ICD-10、ICD-9-CM-3）的规范要求。患者述及的既往所患疾病名称和手术名称应加引号。

（四）字迹工整，签名清晰

病历书写字迹要清晰、工整，不可潦草，以便于他人阅读。

（1）病历书写应使用蓝黑墨水或碳素墨水，需复写的病历资料可用蓝色或黑色油水的圆珠笔。计算机打印的病历应当符合病历保存的要求。

（2）各项记录书写结束时，应在右下角签全名，字迹应清楚易认。

（3）某些医疗活动需要的"知情同意书"还应有患者或其授权人（法定代理人）签字。

（五）审阅严格，修改规范

上级医务人员有审查修改下级医务人员书写的病历的责任。

（1）实习医务人员、试用期医务人员书写的病历，应当经过本医疗机构注册的医务人员审阅、修改并签名。审查修改应保持原记录清楚可辨，并注明修改时间。上级医师审核签名应在署名医师的左侧，并以斜线相隔。

（2）进修医务人员由医疗机构根据其胜任本专业工作实际情况认定后书写病历。

（3）病历书写过程中出现错别字时，应当双线画在错字上，保留原记录清楚、可辨，并注明修改时间，并要由修改人签名。不得采用刮、粘、涂等方法掩盖或去除原来的字迹。

（六）法律意识，尊重权利

在病历书写中应注意体现患者的知情权和选择权利，医务人员应当将治疗方案、治疗目的、检查和治疗中可能发生的不良后果以及对可能出现的风险和预处理方案如实告知患者或家属，并在病历中详细记载，由患者或授权人（法定代理人）签字确认，以保护患者的知情权。诊疗过程中应用新的治疗方法、输血、麻醉、手术等多种治疗手段，治疗中可能发生的不良后果，均需与患者或授权人（法定代理人）充分沟通，并将结果记录在案，患者对诊疗方法自主决定应签字确认，充分体现患者自主权利，在贯彻"以人为本"的人文理念的同时，医务人员也保存了相关的证据，以保护医护双方的合法权利。

（1）对有关文件规定须取得患者书面同意方可进行的医疗活动（如特殊检查、特殊治疗、手术、实验性临床医疗等），应当由患者本人签署同意书。患者不具备完全民事行为能力时，应由其法定代理人签字；患者因病无法签字时，应由其授权的人员签字；为抢救患者，在法定代理人或被授权人无法及时签字的情况下，可由医疗机构负责人或被授权的负责人签字。

（2）因实施保护性医疗措施不宜向患者说明情况的，应当将有关情况告知患者近亲属，由患者近亲属签署知情同意书，并及时记录。患者无近亲家属的或患者近亲属无法签署同意书的，由患者的法定代表人或者关系人签署同意书。

二、住院病历书写内容及要求

住院病历内容包括住院病案首页、入院记录、病程记录、手术同意书、麻醉同意书、输血治疗知情同意书、特殊检查（特殊治疗）同意书、病危（重）通知书、医嘱单、辅助检查报告单、体温单、医学影像检查资料、病理资料等。

（一）入院记录的内容和格式

入院记录是指患者入院后，由经治医师通过问诊、查体、辅助检查获得有关资料，并对这些资料归纳、分析、书写而成的记录。可分为入院记录、再次或多次入院记录、24 h 内入出院记录、24 h 内入院死亡记录。

入院记录、再次或多次入院记录应当于患者入院后 24 h 内完成；24 h 内入出院记录应当于患者出院后 24 h 内完成；24 h 内入院死亡记录应当于患者死亡后 24 h 内完成。

1．入院记录

（1）一般项目：包括姓名、性别、年龄、民族、婚姻状况、出生地、职业、工作单位、住址、入院时间、记录时间、病史陈述者（应注明与患者的关系），需逐项填写，不可空缺。

（2）主诉：促使患者就诊的主要症状（或体征）及持续时间。主诉多于一项则按发生的先后次序列出，并记录每个症状的持续时间。主诉要简明精练，一般在 1~2 句，20 字左右。

（3）现病史：患者本次疾病的发生、演变、诊疗等方面的详细情况，应当按时间顺序书写。现病史是住院病历书写的重点内容，应结合问诊内容，经整理分析后，围绕主诉进行描写，内容包括发病情况、主要症状特点及其发展变化情况、伴随症状、发病后诊疗经过及结果、睡眠和饮食等一般情况的变化，以及与鉴别诊断有关的阳性或阴性资料等。

① 发病情况：记录发病的时间、地点、起病缓急、前驱症状、可能的原因或诱因。

② 主要症状特点及其发展变化情况：按发生的先后顺序描述主要症状的部位、性质、持续时间、程度、缓解或加剧因素，以及演变发展情况。

③ 伴随症状：记录伴随症状，描述伴随症状与主要症状之间的相互关系。

④ 发病以来诊治经过及结果：记录患者发病后到入院前，在院内、外接受检查与治疗的详细经过及效果。对患者提供的药名、诊断和手术名称需加引号以示区别。

⑤ 发病以来一般情况：简要记录患者发病后的精神状态、睡眠、食欲、大小便、体重等情况。

与本次疾病虽无紧密关系但仍需治疗的其他疾病情况，可在现病史后另起一段予以记录。

（4）既往史：患者过去的健康和疾病情况。内容包括既往一般健康状况、疾病史、传染病史、预防接种史、手术外伤史、输血史、食物或药物过敏史等。

（5）个人史，婚育史、月经史，家族史。

① 个人史：记录出生地及长期居留地，生活习惯及有无烟、酒、药物等嗜好，职业与工作条件及有无工业毒物、粉尘、放射性物质接触史，有无冶游史。

② 婚育史、月经史：婚姻状况、结婚年龄、配偶健康状况、有无子女、性生活情况等。

③ 月经史：记录初潮年龄、行经期天数、间隔天数、末次月经时间（或闭经年龄）、月经量、痛经及生育等情况。采用月经式来表示，记录格式为：

$$初潮年龄 \frac{行经期天数}{月经周期天数} 末次月经时间(或绝经年龄)$$

并记录月经量、颜色、有无血块、痛经、白带等情况。

④ 生育史按下列顺序写明：足月分娩数 – 早产数 – 流产或人流数 – 存活数，并记录计划生育措施。

⑤ 家族史：父母、兄弟、姐妹健康状况，有无与患者类似疾病，有无家族遗传倾向的疾病；如已死亡，应记录死亡原因及年龄。家族中有无结核、肝炎、性病等传染性疾病；有无家族性遗传性疾病，如糖尿病、血友病等。

（6）体格检查：应当按照系统顺序，进行书写。内容包括体温、脉搏、呼吸、血压，一般情况，皮肤、黏膜，全身浅表淋巴结，头部及其器官，颈部，胸部（胸廓、肺部、心脏、血管），腹部（肝、脾等），直肠肛门，外生殖器，脊柱，四肢，神经系统等。专科体格检查情况应根据专科需要记录专科特殊情况。具体记录的内容及格式见下：

体温（℃）　脉搏（次/分）　呼吸（次/分）　血压（mmHg）　体重（kg）

（7）专科情况：应当根据专科需要记录专科特殊情况。

（8）辅助检查：指入院前所做的与本次疾病相关的主要检查及其结果，应分类按检查时间顺序记录检查结果，如系在其他医疗机构所做检查，应当写明该机构名称及检查号。

（9）诊断：名称应确切，分清主次，顺序排列，主要疾病在前，次要疾病在后，并发症列于有关主病之后，伴发病排列在最后。诊断应尽可能地包括病因诊断、病理解剖部位和功能诊断。对一时难以肯定诊断的疾病，可在病名后加"？"。一时既查不清病因，也难以判定在形态和功能方面改变的疾病，可暂时以某症状或待查作为诊断，并应在其后注明一两个可能性较大或带排除疾病的病名，如"发热待查，肠结核？"。在临床诊疗过程中，诊断包含初步诊断和修正诊断。

① 初步诊断：经治医师根据患者入院时情况，综合分析所作出的诊断。如初步诊断为多项时，应当主次分明。对待查病例应列出可能性较大的诊断。

② 修正诊断：凡以症状待诊以及初步诊断不完善或不符合的诊断，上级医师在诊疗过程中应作出"修正诊断"。随着诊疗活动的进展，医师对之前的诊断可以进行多次修正和补充，可表述为"第一次修正诊断""第二次修正诊断"等。

③ 医师签名：书写入院记录的医师在初步诊断的右下角签全名，字迹应清楚易认。

2. 再次或多次入院记录

再次或多次入院记录是指患者因同一种疾病再次或多次住入同一医疗机构时书写的记录，其要求及内容基本同入院记录。主诉是记录患者本次入院的主要症状（或体征）及持续时间；现病史中要求首先对本次住院前历次有关住院诊疗经过进行小结，然后再书写本次入院的现病史。

3. 24 h 内入出院记录

患者入院不足 24 h 出院的，可以书写 24 h 内入出院记录，内容包括患者姓名、性别、年龄、职业、入院时间、出院时间、主诉、入院情况、入院诊断、诊疗经过、出院情况、出院诊断、出院医嘱，医师签全名等。

4. 24 h 内入院死亡记录

患者入院不足 24 h 死亡的，可以书写 24 h 内入院死亡记录，内容包括患者姓名、性别、年龄、职业、入院时间、死亡时间、主诉、入院情况、入院诊断、诊疗经过（抢救经过）、死亡原因、死亡诊断，医师签全名等。

（二）病程记录的要求及内容

病程记录是指继入院记录之后，对患者病情和诊疗过程所进行的连续性记录，内容包括患者的病情变化情况、重要的辅助检查结果及临床意义、上级医师查房意见、会诊意见、医师分析讨论意见、所采取的诊疗措施及效果、医嘱更改及理由、向患者及其近亲属告知的重要事项等。病程记录除了要真实及时外，还要有分析判断和计划总结，注意全面系统、重点突出、前后连贯。病程记录应反映诊断的过程和健康问题的管理，条理清晰、组织严谨的病程记录能反映出主管医师的诊疗水平，甚至全院的诊疗水平。

1. 首次病程记录

首次病程记录是指患者入院后由经治医师或值班医师书写的第一次病程记录，应当在患者入院 8 h 内完成。首次病程记录的内容包括病例特点、拟诊讨论（诊断依据及鉴别诊断）、诊疗计划等。

（1）病例特点：应当在对病史、体格检查和辅助检查进行全面分析、归纳和整理后写出本病例特征，包括阳性发现和具有鉴别诊断意义的阴性症状和体征等。

（2）拟诊讨论（诊断依据及鉴别诊断）：根据病例特点，提出初步诊断和诊断依据；对诊断不明的，写出鉴别诊断并进行分析；并对下一步诊治措施进行分析。

（3）诊疗计划：提出具体的检查及治疗措施安排。

2. 日常病程记录

日常病程记录是指对患者住院期间诊疗过程的经常性、连续性记录，由经治医师书写，也可以由实习医务人员或试用期医务人员书写，但应有经治医师签名。书写日常病程记录时，首先标明记录时间，另起一行记录具体内容。对病危患者应当根据病情变化随时书写病程记录，每天至少1次，记录时间应当具体到分钟。对病重患者，至少2 d记录一次病程记录。对病情稳定的患者，至少3 d记录一次病程记录。

3. 上级医师查房记录

上级医师查房记录是指上级医师查房时，对患者病情、诊断、鉴别诊断、当前治疗措施疗效的分析及下一步诊疗意见等的记录，属于病程记录的重要内容，代表上级医师及本医院的医疗水平。三级查房（主任、主治、住院医师）记录是卫生部规定的必做项目，下级医师应在查房后及时完成，在病程记录中要明确标记，并另起一行。

（1）主治医师首次查房记录：应当于患者入院48 h内完成，内容包括查房医师的姓名、专业技术职务、补充的病史和体征、诊断依据与鉴别诊断的分析及诊疗计划等。

（2）主治医师日常查房记录：间隔时间视病情和诊疗情况确定，内容包括查房医师的姓名、专业技术职务、对病情的分析和诊疗意见等。

（3）科主任或具有副主任医师以上专业技术职务任职资格医师查房的记录，内容包括查房医师的姓名、专业技术职务、对病情的分析和诊疗意见等。

4. 疑难病例讨论记录

疑难病例讨论记录是指由科主任或具有副主任医师以上专业技术任职资格的医师主持、召集有关医务人员对确诊困难或疗效不确切病例讨论的记录，内容包括讨论日期、主持人、参加人员姓名及专业技术职务、具体讨论意见及主持人小结意见等。

5. 交（接）班记录

交（接）班记录是指患者经治医师发生变更之际，交班医师和接班医师分别对患者病情及诊疗情况进行简要总结的记录。交班记录应当在交班前由交班医师书写完成；接班记录应当由接班医师于接班后24 h内完成。交（接）班记录的内容包括入院日期、交班或接班日期、患者姓名、性别、年龄、主诉、入院情况、入院诊断、诊疗经过、目前情况、目前诊断、交班注意事项或接班诊疗计划、医师签名等。

6. 转科记录

转科记录是指患者住院期间需要转科时，经转入科室医师会诊并同意接收后，由转出科室和转入科室医师分别书写的记录。包括转出记录和转入记录，转出记录由转出科室医师在患者转出科室前书写完成（紧急情况除外）；转入记录由转入科室医师于患者转入后 24 h 内完成。转科记录内容包括入院日期、转出或转入日期，转出、转入科室，患者姓名、性别、年龄、主诉、入院情况、入院诊断、诊疗经过、目前情况、目前诊断、转科目的及注意事项或转入诊疗计划、医师签名等。

7. 阶段小结

阶段小结是指患者住院时间较长，由经治医师每月所作病情及诊疗情况总结。阶段小结的内容包括入院日期、小结日期，患者姓名、性别、年龄，主诉、入院情况、入院诊断、诊疗经过、目前情况、目前诊断、诊疗计划、医师签名等。

交（接）班记录、转科记录可代替阶段小结。

8. 抢救记录

抢救记录是指患者病情危重，采取抢救措施时作的记录。因抢救急危患者，未能及时书写病历的，有关医务人员应当在抢救结束后 6 h 内据实补记，并加以注明。内容包括病情变化情况、抢救时间及措施、参加抢救的医务人员姓名及专业技术职称等。记录抢救时间应当具体到分钟。

9. 有创诊疗操作记录

有创诊疗操作记录是指在临床诊疗活动过程中进行的各种诊断、治疗性操作（如胸腔穿刺、腹腔穿刺等）的记录，应当在操作完成后即刻书写，内容包括操作名称、操作时间、操作步骤、结果及患者一般情况，记录过程是否顺利、有无不良反应，术后注意事项及是否向患者说明，操作医师签名。

10. 会诊记录（含会诊意见）

会诊记录（含会诊意见）是指患者在住院期间需要其他科室或者其他医疗机构协助诊疗时，分别由申请医师和会诊医师书写的记录。会诊记录应另页书写，内容包括申请会诊记录和会诊意见记录。申请会诊记录应当简要载明患者病情及诊疗情况、申请会诊的理由和目的，申请会诊医师签名等。常规会诊意见记录应当由会诊医师在会诊申请发出后 48 h 内完成，急会诊时会诊医师应当在会诊申请发出后 10 min 内到场，并在会诊结束后即刻完成会诊记录。会诊记录内容包括会诊意见、会诊医师所在的科别或者医疗机构名称、会诊时间及会诊医师签名等。申请会诊医师应在病程记录中记录会诊意见执行情况。

11. 术前小结

术前小结是指在患者手术前，由经治医师对患者病情所作的总结，内容包括简要病情、术前诊断、手术指征、拟施手术名称和方式、拟施麻醉方式、注意事项，并记录手术者术前查看患者相关情况等。

12. 术前讨论记录

术前讨论记录是指因患者病情较重或手术难度较大，手术前在上级医师主持下，对拟实施手术方式和术中可能出现的问题及应对措施所作的讨论，讨论内容包括术前准备情况、手术指征、手术方案、可能出现的意外及防范措施、参加讨论者的姓名及专业技术职务、具体讨论意见及主持人小结意见、讨论日期、记录者的签名等。

13. 麻醉术前访视记录

麻醉术前访视记录是指在麻醉实施前，由麻醉医师对患者拟施麻醉进行风险评估的记录。麻醉术前访视可另立单页，也可在病程中记录，内容包括姓名、性别、年龄、科别、病案号，患者一般情况、简要病史、与麻醉相关的辅助检查结果、拟行手术方式、拟行麻醉方式、麻醉适应证及麻醉中需注意的问题、术前麻醉医嘱，麻醉医师签字并填写日期。

14. 麻醉记录

麻醉记录是指麻醉医师在麻醉实施中书写的麻醉经过及处理措施的记录。麻醉记录应当另页书写，内容包括患者一般情况、术前特殊情况、麻醉前用药、术前诊断、术中诊断、手术方式及日期、麻醉方式、麻醉诱导及各项操作开始及结束时间、麻醉期间用药名称、方式及剂量、麻醉期间特殊或突发情况及处理、手术起止时间、麻醉医师签名等。

15. 手术记录

手术记录是指手术者书写的反映手术一般情况、手术经过、术中发现及处理等情况的特殊记录，应当在术后 24 h 内完成。特殊情况下由第一助手书写时，应有手术者签名。手术记录应当另页书写，内容包括一般项目（患者姓名、性别、科别、病房、床位号、住院病历号或病案号）、手术日期、术前诊断、术中诊断、手术名称、手术者及助手姓名、麻醉方法、手术经过、术中出现的情况及处理等。

（1）术时患者体位、皮肤消毒方法、无菌巾的铺盖，切口部位、方向、长度，解剖层次及止血方式。

（2）探查情况及主要病变部位、大小、与邻近脏器或组织的关系；肿瘤应记录有无转移、淋巴结肿大等情况，如与临床诊断不符合时，更应详细记录。

（3）手术的理由、方式及步骤，应包括离断、切除病变组织或脏器的名称及范围；修补、重建组织与脏器的名称；吻合口大小及缝合方法；缝线名称及粗细号数；引流材料的名称、数目和放置部位；吸引物的性质及数量。手术方式及步骤必要时可绘图说明。

（4）术毕敷料及器械的清点情况。

（5）送检化验应记录培养标本、病理标本的名称及病理标本的肉眼所见情况。

（6）术中患者耐受情况、失血量、术中用药、输血量、特殊处理和抢救情况。

（7）术中麻醉情况，麻醉效果是否满意。

16. 手术安全核查记录

手术安全核查记录是指由手术医师、麻醉医师和巡回护士三方，在麻醉实施前、手术开始前和病人离室前，共同对病人身份、手术部位、手术方式、麻醉及手术风险、手术使用物品清点等内容进行核对的记录，输血的病人还应对血型、用血量进行核对，应有手术医师、麻醉医师和巡回护士三方核对、确认并签字。

17. 手术清点记录

手术清点记录是指巡回护士对手术患者术中所用血液、器械、敷料等的记录，应当在手术结束后即时完成。手术清点记录应当另页书写，内容包括患者姓名、住院病历号（或病案号）、手术日期、手术名称、术中所用各种器械和敷料数量的清点核对、巡回护士和手术器械护士签名等。

18. 术后首次病程记录

术后首次病程记录是指参加手术的医师在患者术后即时完成的病程记录，内容包括手术时间、术中诊断、麻醉方式、手术方式、手术简要经过、术后处理措施、术后应当特别注意观察的事项等。

19. 麻醉术后访视记录

麻醉术后访视记录是指麻醉实施后，由麻醉医师对术后患者麻醉恢复情况进行访视的记录。麻醉术后访视可另立单页，也可在病程中记录。内容包括姓名、性别、年龄、科别、病案号，患者一般情况、麻醉恢复情况、清醒时间、术后医嘱、是否拔除气管插管等，如有特殊情况应详细记录，麻醉医师签字并填写日期。

20. 出院记录

出院记录是指经治医师对患者此次住院期间诊疗情况的总结，应当在患者出院后 24 h 内完成，内容主要包括入院日期、出院日期、入院情况、入院诊断、诊疗经过、出院诊断、出院情况、出院医嘱、医师签名等。

21. 死亡记录

死亡记录是指经治医师对死亡患者住院期间诊疗和抢救经过的记录，应当在患者死亡后 24 h 内完成，内容包括入院日期、死亡时间、入院情况、入院诊断、诊疗经过（重点记录病情演变、抢救经过）、死亡原因、死亡诊断等。记录死亡时间应当具体到分钟。

22. 死亡病例讨论记录

死亡病例讨论记录是指在患者死亡 1 周内，由科主任或具有副主任医师以上专业技术职务任职资格的医师主持，对死亡病例进行讨论、分析的记录，内容包括讨论日期、主持人及参加人员姓名、专业技术职务、具体讨论意见及主持人小结意见、记录者的签名等。

23. 病重（病危）患者护理记录

病重（病危）患者护理记录是指护士根据医嘱和病情对病重（病危）患者住院期间护理过程的客观记录。病重（病危）患者护理记录应当根据相应专科的护理特点书写，内容包括患者姓名、科别、住院病历号（或病案号）、床位号、页码、记录日期和时间、出入液量、体温、脉搏、呼吸、血压等病情观察、护理措施和效果、护士签名等。记录时间应当具体到分钟。

（三）同意书

根据《中华人民共和国执业医师法》《医疗机构管理条例》《医疗事故处理条例》和《医疗美容服务管理办法》，凡在临床诊治过程中，需行手术治疗、特殊检查、特殊治疗、实验性临床医疗和医疗美容的患者，应对其履行告知义务，并详尽填写同意书。

经治医生必须亲自使用通俗语言向患者或其授权人、法定代理人告知患者的病情、医疗措施、目的、名称、可能出现的并发症及医疗风险等，并及时解答其咨询。同意书必须经患者或其授权人、法定代理人签字，医师签全名。同意书一式两份，医患双方各执一份。由患者授权人或其法定代理人签字的，应提供授权人的授权委托书。

1. 手术同意书

手术同意书是指手术前，经治医师向患者告知拟施手术的相关情况，并由患者签署是否同意手术的医学文书，内容包括术前诊断、手术名称、术中或术后可能出现的并发症、手术风险、患者签署意见并签名、经治医师和术者签名等。

2. 麻醉同意书

麻醉同意书是指麻醉前，麻醉医师向患者告知拟施麻醉的相关情况，并由患者签署是否同意麻醉意见的医学文书，内容包括患者姓名、性别、年龄、病案号、科别、术前诊断、拟行手术方式、拟行麻醉方式，患者基础疾病及可能对麻醉产生影响的特殊情况，麻醉中拟行的有创操作和监测，麻醉风险、可能发生的并发症及意外情况，患者签署意见并签名、麻醉医师签名并填写日期。

3. 输血治疗知情同意书

输血治疗知情同意书是指输血前，经治医师向患者告知输血的相关情况，并由患者签署是否同意输血的医学文书，内容包括患者姓名、性别、年龄、科别、病案号、诊断、输血指征、拟输血成分、输血前有关检查结果、输血风险及可能产生的不良后果，患者签署意见并签名、医师签名并填写日期。

4. 特殊检查、特殊治疗同意书

特殊检查、特殊治疗同意书是指在实施特殊检查、特殊治疗前，经治医师向患者告知特殊检查、特殊治疗的相关情况，并由患者签署是否同意检查、治疗的医学文书，内容包括特殊检查、特殊治疗项目名称、目的、可能出现的并发症及风险、患者签名、医师签名等。

5. 病危（重）通知书

病危（重）通知书是指因患者病情危、重时，由经治医师或值班医师向患者家属告知病情，并由患方签名的医疗文书，内容包括患者姓名、性别、年龄、科别，目前诊断及病情危重情况，患方签名、医师签名并填写日期。一式两份，一份交患方保存，另一份归病历中保存。

（四）医嘱单

医嘱是指医师在医疗活动中下达的医学指令。医嘱内容及起始、停止时间应当由医师书写。医嘱内容应当准确、清楚，每项医嘱应当只包含一个内容，并注明下达时间，应具体到分钟。医嘱不得涂改，需要取消时，应当使用红色墨水标注"取消"字样并签字。一般情况下，医师不得下达口头医嘱。因抢救急危患者需要下达口头医嘱时，护士应当复诵一遍。抢救结束后，医师应当即刻据实补记医嘱。医嘱一般由医生直接开写在医嘱单（附录2）上（部分医院的医嘱则是由医生开写在医嘱本上，再由护士转抄到医嘱单上），也是护士执行、查对医嘱的依据。医嘱单分两种，一种是可同时记录长期医嘱和临时医嘱的医嘱记录单，其中左半为长期医嘱栏，右半为临时医嘱栏；另一种则根据医嘱种类不同分长期医嘱单及临时医嘱单两种记录单。上述两种医嘱单均可采用。医嘱由医护人员共同执行。

1. 医嘱的内容

长期医嘱单的内容包括：患者姓名、科别、年龄、住院号（或 ID 号）、页码、起始日期和时间、长期医嘱内容[护理常规、护理级别、饮食、体位、药物（名称、剂量、用法、时间、频数等）、各种检查、治疗、术前准备等]、停止日期和时间、医师签名、执行时间、执行护士签名。临时医嘱单内容包括医嘱时间、临时医嘱内容、医师签名、执行时间、执行护士签名等。

2. 医嘱的种类

（1）长期医嘱：长期医嘱是指执行两次以上的定期医嘱，有效时间在 24 h 以上至医嘱停止。当医生注明停止时间后医嘱失效。如普外科护理常规、一级护理、流质饮食、青霉素 80万 U im bid 等。

（2）临时医嘱：临时医嘱指一次性完成的医嘱，诊断性的一次检查、处置、临时用药，有效时间在 24 h 以内，如心痛定 10 mg 舌下含服 st；有的需在限定时间内执行，如会诊、手术、检查、肥皂水灌肠 at 8 P.M.等。另外，出院、转科、死亡等也列入临时医嘱。

（3）备用医嘱：根据病情需要分为长期备用医嘱和临时备用医嘱两种。

① 长期备用医嘱：有效时间在 24 h 以上，必要时使用，两次执行之间有时间限制，由医生注明停止日期后方失效，如哌替啶 50 mg im q6h prn。

② 临时备用医嘱：仅在医生开写时起 12 h 内有效，必要时使用，过期未执行则失效，如舒乐安定 5 mg po sos。需一日内连续用药多次者，也可按临时医嘱处理，如 Vit K$_1$ 10 mg iv q6h × 2。

3. 医嘱书写顺序

（1）长期医嘱。

第一项　护理常规，如内科护理常规、儿科护理常规、整形外科护理常规、普通外科护理常规、心外科护理常规等。

第二项　护理级别，如特别护理、一级护理、二级护理、三级护理。

第三项　饮食，如普食、软质饮食、半流质饮食、流质饮食、禁食、低盐饮食、糖尿病饮食、高蛋白饮食等。

第四项　病重、病危，如一般疾病不用写。

第五项　卧位，如半卧位、平卧位、绝对卧床、抬高患肢等。

第六项　特殊处理，如测 Bp、R、P 半小时一次、雾化吸入、持续低流量吸氧、记 24 h 出入量、限制水入量（<1 500 mL/日）、吸痰 prn、鼻导管吸氧 3 ~ 5 L/min、留置导尿等。

第七项　各种药物，按静脉、肌肉、口服顺序书写。如 0.9%NaCl 250 mL 静滴 q12h、VitB12 0.5 mg 肌注 qd、VitC 0.1g 口服 tid。

（2）临时医嘱：按处理的时间顺序书写。如血常规、尿常规、粪常规、心电图、空腹血糖、肝功能、肾功能、电解质、胃镜检查、消化内科会诊、青霉素　皮试（　），备"O"型浓缩红细胞 2U、拟于今日 14：00 在静脉复合麻醉下行假体植入式隆乳术、阿托品 0.5 mg 肌注 st、输血医嘱（输血前检查：乙肝两对半、丙肝抗体、梅毒血清学试验、艾滋病 1/2 抗体）等。

4. 医嘱单书写要求

（1）医嘱应紧靠日期线书写，不得空格，各行对齐；一行不够另起一行时，前面应空一格；若只余下剂量和时间，则与末尾排齐写于第二行。同一患者若有数条医嘱，且时间相同，只需第一行及最后一行写明时间，余项用直线连接。

（2）同一患者若有数条医嘱，且时间相同，签名者只需第一行及最后一行采用封头、封尾签名，余项用直线连接；临时医嘱执行后，执行者必须签名并注明执行时间。

（3）长期医嘱：有效时间 24 h 以上，医师注明停止时间后即失效。一般宜在上午 10 时前开出，然后集中处理。如转科、手术、出院、死亡，其医嘱则自动停止。

（4）临时医嘱：有效时间 24 h 以内。临时医嘱是医师根据病情随时决定的一次性治疗或抢救医嘱，包括出院带药。临时医嘱只限执行一次，包括内服药、注射剂、术前用药、特殊治疗、检查和皮试等。除术前准备第一项医嘱，例如"明日上午 8 时在硬膜外麻醉下行阑尾切除术"外，均应写明具体执行时间。

（5）药名用英文、中文，不允许使用化学分子式。

（6）可用全药名或规定的缩写药名，不可用自编药名缩写，并标明剂型。

（7）液体必须写浓度，合剂不用写浓度。

（8）液体以毫升（mL）表示，固体以克（g）或毫克（mg）、微克（μg）表示。以克为单位时，单位克可以省略。

（9）药物名称、剂量、单位、用法的字体要一致，即用英文都用英文，用中文都用中文，不能中英文混合应用。

（10）静脉给药数药并用时，先写溶药的溶剂名，后按主次顺序排写药名。用法另起一行，并注明滴数。

（11）凡试敏药物，应记录在临时医嘱单上，医生在药物后画一蓝色括号，试敏后由操作者等两人判定结果，用红色"＋""－"号记录在"（）"中，表示"过敏""不过敏"。两人需签全名。表示方法：协助判断者/操作者。

（12）取消医嘱在医嘱执行时间栏里以红色标记"取消"字样。

（13）手术、分娩、转科医嘱时，应在最后一项医嘱下面用红笔画线，表示以前医嘱一律作废；线下正中用蓝黑（碳素）墨水笔标明"手术后医嘱""转科医嘱"，在日期时间栏内写明当天日期时间。

（14）长期医嘱单超过 3 张应及时整理。重整医嘱应抄录有效的长期医嘱及原医嘱起始日期和时间。

5. 护理级别规定

住院病人的病情千差万别，生活自理的能力也有不同。为了对不同病人给予不同的护理和照顾，在长期护理实践中，逐渐形成了把病人分为等级，按等级进行护理的做法，国家卫生部已将其定为制度，即"分级护理制度"。这就是说，等级护理就是按照国家卫生部统一制定的分级护理标准和要求，对不同病情的病人，实施相应的护理和照顾的制度。

等级护理共分为 4 级，即特别护理（特别专护）、一级护理、二级护理和三级护理（普通护理），见表 6-3。病人入院后，由医生根据病情决定护理等级，下达医嘱，并分别在住院病人一览表和病人床头卡上设不同标记，提示护士根据医嘱和标记具体落实，护士长进行督促检查。不同护理级别的不同要求。

表 6-3　分级护理

护理级别	适用对象	护理要点
特级护理	病情危重，需要随时观察病情变化的患者；重症监护患者；各种复杂大手术后患者；使用呼吸机辅助呼吸，并需要严密监护病情的患者；各种复杂疾病需要严密监护生命体征的患者，如器官移植、大面积烧伤者等	1. 严密观察病情变化，监测生命体征 2. 根据医嘱正确实施治疗、护理措施 3. 根据医嘱，准确测量出入量 4. 根据患者病情，正确实施基础护理和专科护理，如口腔护理、压疮护理、气道护理及管路护理等，实施安全措施 5. 保持患者的舒适和功能体位 6. 实施床旁交接班
一级护理	病情危重及手术后或者治疗期间需要严格卧床的患者；生活完全不能自理且病情不稳定的患者；生活部分自理，病情随时可能发生变化的患者	1. 每小时巡视患者病情变化 1 次 2. 根据患者病情，制订护理计划，严格执行护理措施并及时准确地填写护理记录单 3. 根据医嘱，正确实施治疗及护理措施 4. 根据患者病情，正确实施基础护理和专科护理，如口腔护理、压疮护理、气道护理及管路护理等，实施安全措施 5. 提供护理相关的健康指导
二级护理	病情稳定，仍需卧床的患者；生活部分自理的患者	1. 每 2 h 巡视患者 1 次，观察患者病情变化 2. 根据患者病情，实施护理措施 3. 根据医嘱，正确实施治疗、给药措施 4. 提供护理相关的健康指导
三级护理	生活完全自理且病情稳定的患者；生活完全自理且处于恢复期的患者	1. 每 3 h 巡视患者 1 次，观察患者病情变化 2. 根据患者病情，测量生命体征 3. 根据医嘱，正确实施治疗、给药措施

6. 病重、病危标准

（1）普通内科。

① 病重标准：严重贫血，Hb<50 g/L；脑栓塞、脑血栓形成、脑膜炎；急性脊髓炎；慢性脏器功能衰竭；白血病前期表现者；Ⅲ期高血压持续增高至 26.7/14.7 kPa 以上者；各种心脏病伴Ⅱ度及以下心衰者；心肌炎、心包填塞，不稳定型、变异型心绞痛频繁发作；频发、多源性房室早搏，较长时间的室上性心动过速未引起严重血液动力学改变者。

② 病危标准：严重贫血，Hb<30 g/L；血小板减少性紫癜伴出血者；急性再生障碍性贫血伴出血感染倾向者；急性白血病伴感染出血倾向者；脑出血；蛛网膜下腔出血；脑干脑炎；颅内高压症；垂体前叶功能减退综合征；多发性神经炎（脑干型）；各种心脏病并Ⅱ度以上心衰者；各种心脏病并亚急性细菌性心内膜炎、新近有栓塞表现者；急性心肌梗死或自发性心绞痛者；各种原因的心律失常并有血液动力学改变者；心率缓慢并有阿斯二氏综合征者；急性肺水肿，哮喘持续状态；自发性张力性气胸；慢性肺心病，呼吸功能衰竭，肺脑病；急性咯血量在 500 mL 以上者；电击、溺水、自缢等各种昏迷；弥漫性血管内凝血（DIC）；各种重症急性中毒；严重电解质、酸碱平衡紊乱；上消化道出血在 500 mL 以下者；慢性肾功能衰竭伴心包炎者；糖尿病酮症酸中毒；恶性肿瘤的晚期；恶病质。

（2）外科疾病。

① 病重标准：各种中等手术以后，如肠部分切除、胆囊切除、脾切除、胃肠吻合术、甲状腺术后；开胸术后；各种类型肾切除术后；前列腺肥大摘除术后；肾切开取石术；急性脓胸；肝脓肿；脑脓肿；弥漫性腹膜炎；化脓性髋关节炎；颅脑挫裂伤（闭合性）；腰椎骨折并截瘫；脊柱粉碎性骨折。

② 病危标准：各种原因引起的休克，循环衰竭，呼吸衰竭；败血症，特殊感染，中毒性胆管炎，化脓性胆管炎；脑挫裂伤，骨盆骨折，严重血气胸，损伤性气胸伴纵膈摆动，颈椎半脱位，多发性肋骨骨折，多处骨折或骨折并有内脏损伤，骨折有脂肪栓塞，胸腹脑综合性损伤，外伤性肾破裂，肾蒂断裂，颅脑损伤昏迷期；颅内占位性病变，高位截瘫，心脏直视手术后，甲状腺危象，心包填塞，肝叶切除，各种原因引起的消化道出血在 500 mL 以上者。

（3）妇产科疾病。

① 病重标准：子宫扭转，卵巢囊肿扭转，腹膜下血肿，产褥感染，急性盆腔炎，败血症，盆腔脓肿破裂，妊娠合并心脏病，妊娠合并心、肾、肺器质性病变较重者，葡萄胎，先兆子痫，羊水过多，多胎妊娠，死胎，宫颈癌，卵巢癌，绒癌，外阴癌。

② 病危标准：子宫内翻，卵巢囊肿破裂，复杂性子宫穿孔，子宫破裂，中毒性休克，出血性休克，化脓性腹膜炎，胎盘早期剥离，中央性前置胎盘大出血，子痫，胎盘粘连、胎盘植入出血，羊水栓塞症，妊娠合并心脏病，脐带脱垂，妇科恶性肿瘤晚期；胎儿、新生儿危症，胎儿宫内窒息，早产儿，新生吸入性肺炎，新生儿溶血症，新生儿硬肿症，新生儿颅内出血，新生儿脑积水，新生儿败血症，新生儿感染中毒，新生儿高热惊厥，先天性心脏病，新生儿畸形，肺透明膜变。

（4）儿科疾病。

① 病重标准：Ⅲ度营养不良，发热待查，高热 40 ℃ 以上，高热 3 d 以上，高热惊厥，

慢性出血性疾病 Hb<40 g/L 者，风湿热活动期，类风湿性关节炎，病程长、诊断不明、一般情况较差者，心包炎，重症肺炎，败血症，肾病综合征，支气管哮喘持续状态。

② 病危标准：新生儿颅内血肿，各种休克，重症肺炎合并败血症，法乐氏四联症合并心衰，肾病综合征合并尿毒症，肠套叠并发肠坏死，嵌顿性疝并发疝内容物坏死。

（5）耳、鼻、咽喉科疾病。

① 病重标准：咽喉部脓肿，鼻部感染并面部广泛性蜂窝组织炎，急性会厌炎，扁桃体周围脓肿高热 38℃ 以上者，耳鼻咽喉部严重外伤，鼻部大出血，颈部外伤，大手术后，耳鼻咽喉部大肿瘤，梅尼埃病眩晕不能起床者。

② 病危标准：支气管、食道、气管异物，急性咽喉脓肿，术后大出血，鼻部大出血并休克者，耳源性颅内并发症。

（6）眼科疾病。

病重标准：急性虹睫炎，葡萄膜炎，眼眶蜂窝组织炎，急性视网膜脉络膜炎，深层角膜异物，眼球钝挫伤，球后视神经炎，视网膜静脉炎，角膜软化症，角膜重度软化症，角膜重度化学伤，黄斑部出血，真菌性角膜溃疡。

（7）口腔科疾病。

① 病重标准：口腔颌面部蜂窝组织炎；颜面部疖肿有并发症者；急性颌骨骨髓炎；腭裂术后；上、下颌骨切除术后；口腔颌面部中等以上手术后；小儿急性感染性口腔炎症状较重者。

② 病危标准：口腔颌面部软组织严重外伤；上、下颌骨粉碎性骨折合并颅脑外伤；口腔颌面部感染、外伤并呼吸阻塞；海绵窦栓塞；口腔颌面炎症致败血症；麻醉、拔牙等原因引起的休克；各种原因引起的口腔出血。

（8）传染科疾病。

① 病重标准：流行性脑脊髓膜炎（普通型）；麻疹合并肺炎；细菌性痢疾；高热、失水、严重中毒症状者；伤寒重型合并胆囊炎；病毒性肝炎（亚急性重型、慢性重型、妊娠合并黄疸肝炎、合并心血管疾病时）；猩红热合并肺炎、中耳炎、风湿热、肾炎者；百日咳合并肺炎、肺不张、气胸、支气管扩张；乙脑高热、反复惊厥者；脊髓灰质炎诊治过程中瘫痪进行性加重者；白喉、弥漫性咽白喉；炭疽病、皮肤炭疽；流行性出血热（普通型以上者）；腮腺炎合并脑膜炎；水痘继发皮肤感染、肺炎；阿米巴痢疾合并阿米巴肝病；流行性斑疹伤寒合并肺炎、化脓性腮腺炎、中耳炎、肾炎者；肺结核合并气胸、心衰、脑膜炎等。

② 病危标准：流脑的暴发型、休克型、脑膜脑炎型、混合型；麻疹致肺炎合并心衰、喉炎；中毒性菌痢；伤寒合并肠穿孔、肠出血；病毒性肝炎的暴发型、亚急型重型、慢性重型合并肝肾综合征、肝性脑病、严重出血倾向者；猩红热合并心肌炎、败血症；百日咳合并中毒性脑病、脑出血、惊厥、窒息；乙脑有高热惊厥、反复的抽搐及合并弥漫性血管内凝血、昏迷、呼吸衰竭者；脊髓灰质炎的脊髓型有腹肌、肋间肌、膈肌麻痹者、脑干型累及第九、十一、十二对颅神经者，出现球麻痹（延髓麻痹）者；咽白喉中毒型、喉白喉；出血热合并感染、高血容量综合征、DIC、出血倾向严重者、急性肾功衰、尿毒症；狂犬病；黄疸型、肺出血型、肾型或合并严重感染的钩体病；合并败血症的水痘；肺结核并大咯血者；凡传染

病合并败血症、休克、DIC、心律失常、心衰、呼衰、水电解质失调者，均参照普内病危标准执行。

7. 医嘱单书写注意事项

（1）医嘱必须经医生签全名后方可生效。一般情况下不执行口头医嘱，如因抢救急危患者需要下达口头医嘱时，护士须复述一遍，双方确认无误后方可执行，医生应当及时据实补记医嘱。

（2）对有疑问的医嘱，护士必须查询清楚后方可执行。

（3）凡已开写在医嘱单上又不需执行的医嘱，应由医生在该医嘱栏内用红笔注明"取消"，并在医嘱后签全名。

（4）医嘱内容及起始、停止时间应当由医师书写。医嘱内容应当准确、清楚，每项医嘱应当只包含一个内容，并注明下达时间，应当具体到分钟。医嘱不得涂改。需要取消时，应当使用红色墨水标注"取消"字样并签名。

（五）体温单

体温单项目分为眉栏、一般项目栏、生命体征绘制栏、特殊项目栏。记录的内容有：患者的体温、脉搏、呼吸及其他重要情况，如出入院、手术、分娩、转科或死亡时间，大便、小便、出入液量、体重等。因此，体温单可反映患者病情变化。在患者住院期间，体温单应排列在住院病历的首页，以便于查阅（附录1）。

1. 眉　栏

用蓝（黑）笔填写患者的科室、床号、姓名、年龄、住院病历号（或病案号）、入院日期，使用正楷字体书写。

2. 一般项目栏

一般项目栏包括：日期、住院天数、手术后天数等。

（1）日期：填写"日期"栏时，每页第一日应填写年、月、日，其余6天只写日。如在6天中遇到新的年度或月份开始，则应填写年、月、日或月、日。

（2）住院天数：填写"住院日数"（患病日数）从入院后第一天开始写，直至出院。

（3）手术后天数：用红钢笔填写"手术（分娩）后日数"，以手术（分娩）次日为第1日，依次填写至14天为止。如在14天内行第二次手术，则将第一次手术日数作为分母，第二次手术日数作为分子填写。

3. 生命体征绘制栏

（1）40～42 ℃之间：用红钢笔在40～42 ℃之间相应时间格内纵行填写入院、转入、手术、分娩、出院、死亡时间，时间应使用24 h制，书写不可超过40 ℃，破折号占两小格，如"入院—九时十分"。转入时间由转入病室填写。

（2）体温曲线的绘制。

① 体温符号：口温"●"，腋温"×"，肛温"○"，相邻两次体温用蓝线"－"相连。

将所测体温用蓝笔绘于体温单 35 ~ 42 ℃ 之间。

② 当体温低于 35 ℃，则于 34 ~ 35 ℃ 横线之间用蓝笔写"不升"。

③ 物理降温半小时后测量的体温以红"○"表示，画在物理降温前温度的同一纵格内，并用红虚线（下降）或红直线（上升）与降温前温度相连，下次测得的温度仍与降温前温度相连。

④ 体温若与上次温度差异较大或与病情不符时，应重复测试，无误者在原体温符号上方用蓝笔写上一小英文字母"v"（verified，核实）。

⑤ 患者外出或因故未测体温，则在体温单 40 ~ 42 ℃ 横线之间用红钢笔在相应时间纵格内填写"拒测""外出"或"请假"等，前后两次体温断开不连。

（3）脉搏曲线的绘制。

① 脉搏符号：红"●"表示，每小格表示每分钟 4 次，相邻脉搏以红线相连。

② 脉搏与体温重叠时，先画体温符号，再用红笔在外画"○"，如口腔体温画蓝点，外画一红圈表示脉搏，以"⊙"表示，以此类推。腋窝体温画蓝叉，外画一红圈，以"⊗"表示；直肠体温画蓝圈，外画一红圈表示脉搏，以"◎"表示。

③ 脉搏短绌时，心率以红"○"表示，相邻脉率或心率用红线相连，在脉搏与心率之间用红笔画直线填满。

（4）呼吸的记录：相邻的两次呼吸应先上后下错开记录，用蓝笔记录阿拉伯数字。

4. 特殊项目栏

特殊项目栏包括：血压、入量、尿量、大便、引流量、体重、身高等需观察和记录的项目。用蓝钢笔填写各项。

（1）大便。

① 单位：克（g）或次/日。

② 记录频次：每 24 h 记录一次，记前一日的大便克数或次数。

③ 特殊情况：如未解大便记"0"；人工肛门、大便失禁以"※"表示；3 天内无大便，应报告医生，并依据医嘱给予处理。灌肠符号以"E"表示。例如：$\frac{1}{E}$ 表示灌肠后大便一次，$3\frac{2}{E}$ 表示自行排便 3 次，灌肠后又排便两次。

（2）尿量。

① 单位：以毫升（mL）为单位。

② 记录频次：记前一日 24 h 尿液的总量。

③ 其他情况：导尿以"C"表示；小便失禁以"※"表示。例如："1 800/C"表示导尿患者引流尿液 1 800 mL。

（3）出入液量。

① 单位：毫升（mL）。

② 记录频次：记前一日 24 h 的出入液体总量，包括输入的液体量、排出的尿量、引流量等。分子为出量、分母为入量，如 2 000/1850 表示入量为 1 850 mL，出量为 2 000 mL。

（4）体重。

① 单位：以 kg（千克）为单位填入。

② 记录频次：一般新入院应记录体重，住院患者每周应记录体重一次。凡因各种原因不能测体重者，应记录"卧床"。

（5）血压。

① 单位：kPa（千帕）或 mmHg（毫米汞柱），

② 记录方式：采用分数式，即收缩压/舒张压。

③ 记录频次：新入院患者及时测量血压并记录，其余患者则根据病情与医嘱测量并记录，如一日内连续测血压，则上午测得的值写在前半格，下午测得的值写在后半格。术前血压值写在前面（前半格），术后血压值写在后面（后半格）。

（6）页码：用蓝钢笔逐页填写阿拉伯数字。

现代技术的发展和医院信息化的普及，部分医院开始使用电子护理记录单、电子体温单、电子护理病历等，护士只需将采集的相关信息准确录入，就可在电脑上完成相关护理记录，操作简单，格式规范，同时又能保证护理文书书写质量，避免了字迹潦草、涂改、错填、体温单绘制不准确等问题，同时由于有预警系统的设置，可帮助护理人员及时发现患者存在的护理问题，采取护理措施，提高护理服务质量。

（何春渝）

第二节　门（急）诊病历书写内容及要求

门（急）诊病历内容包括门（急）诊病历首页[门（急）诊手册封面]、病历记录、化验单（检验报告）、医学影像检查资料等。

一、门（急）诊病历首页

内容包括患者姓名、性别、出生年月日、民族、婚姻状况、职业、工作单位、住址、药物过敏史等项目。

门诊手册封面内容应当包括患者姓名、性别、年龄、工作单位或住址、药物过敏史等项目。

二、门（急）诊病历记录

分为初诊病历记录和复诊病历记录。

（一）初诊病历记录

书写内容应当包括就诊时间、科别、主诉、现病史、既往史，阳性体征、必要的阴性体征和辅助检查结果，诊断及治疗意见和医师签名等。急诊病历书写就诊时间应当具体到分钟。

1. 主 诉

主要症状及持续时间

2. 病 史

现病史要重点突出（包括本次患病的起病日期、主要症状、他院诊治情况及疗效），并简要叙述与本次疾病有关的过去史、个人史及家族史（不需列出）。

3. 体格检查

一般情况、重点记录阳性体征及有助于鉴别诊断的阴性体征。急危重患者必须记录患者体温、脉搏、呼吸、血压、意识状态等。

4. 实验室检查、特殊检查或会诊记录

患者在其他医院所做检查，应注明该医院名称及检查日期。

5. 初步诊断

诊断名称规范，按主要诊断、次要诊断排列；未明确诊断，可在病名后加"？"，根据病变可能性大小顺序排列。

6. 处理措施

（1）处方及治疗方法记录应分行列出，药品应记录药名、剂量、总量、用法。

（2）进一步检查措施或建议。

（3）休息方式及期限。

7. 医师签全名

8. 法定传染病，应注明疫情报告情况

（二）复诊病历记录

书写内容应当包括就诊时间、科别、主诉、病史、必要的体格检查和辅助检查结果、诊断、治疗处理意见和医师签名等。

（三）急诊留观记录

急诊留观记录是急诊患者因病情需要留院观察期间的记录，重点记录观察期间病情变化和诊疗措施，记录简明扼要，并注明患者去向。抢救危重患者时，应当书写抢救记录。门（急）诊抢救记录书写内容及要求按照住院病历抢救记录书写内容及要求执行。

（许贤丽）

第三节 表格式住院病历

表格式住院病历主要对主诉和现病史以外的内容进行表格化书写，项目内容完整且省时，有利于资料储存和病历的规范化管理。

表格式病历设计，应根据表格式病历规范和病历表格印刷规范要求，结合本专科疾病特点要求，选派高年资临床专家负责设计，报省卫生行政部门备案，经省、自治区或直辖市卫生行政部门审批后使用。

（何春渝）

第四节　医疗文书的管理

医疗文书是医院重要的档案资料。由门诊病历和住院病历组成。由于医疗文书是医务人员临床实践的原始文件记录，对医疗、护理、教学、科研、执法等方面都至关重要，因此，医疗文书的保管必须建立在严格的管理制度的基础上，各级医疗护理人员均需按照管理要求执行。

一、保管要求

（1）各种医疗文书按规定放置，记录和使用后必须放回原处。出院和死亡后的病历整理后交医院病案室。

（2）必须妥善保存医疗文书，保持清洁、整齐、完整，防止拆散、涂改、玷污、破损或丢失。

（3）患者及家属不得随意翻阅医疗文书，不得擅自将医疗文书带出病区，因有医疗活动或复印、复制等需要带离病区时，须经医务科批准，并由病区指定专人负责携带和保管。凡因医疗、教学、科研及其他特殊情况需要医疗文书时，可向病案室办理借阅手续。

（4）医疗文书应按卫生行政部门规定的保存期限妥善保管。一般各种记录保存期限为：

① 体温单、医嘱记录单、特别护理记录单作为住院病历的一部分随病历放置，患者出院后送病案室长期保存。

② 病区报告本保存 1 年，医嘱本保存 2 年，以备查阅。

③ 门（急）诊病历档案的保存时间自患者最后一次就诊之日起不少于 15 年。住院病历的保存期不得少于 30 年。

（5）患者本人或其代理人、死亡患者近亲属或其代理人、保险机构有权复印或复制患者的门（急）诊病历、住院志、体温单、医嘱单、化验单（检验报告）、医学影像检查资料、特殊检查（治疗）同意书、手术同意书、手术及麻醉记录单、病理报告、护理记录、出院记录以及国家卫生行政部门规定的其他病历资料。

（6）发生医疗事故纠纷时，应于医患双方同时在场的情况下封存或启封死亡病例讨论记录、疑难病例讨论记录、上级医师查房记录、会诊记录、病程记录、各种检查报告单、医嘱单等。封存的病历资料可以是复印件，封存的病历由医疗机构负责医疗服务质量监控的部门或者专（兼）职人员保管。

二、病历的排列顺序

医疗护理文件应按规定的顺序排列，使其规格化、标准化、便于管理和查阅。

1. 住院期间医疗护理文件的排列顺序

（1）体温单（按时间先后倒排）。

（2）医嘱单（含长期医嘱单、临时医嘱单，按时间先后倒排）。

（3）入院记录。

（4）病程记录（包括首次病程记录、日常病程记录、上级医师查房记录、疑难病例讨论记录、转科记录、会诊意见、术前小结、麻醉术前访视记录、麻醉记录、手术记录、手术清点记录、术后记录等，所有记录单均按病程记录顺序排列）。

（5）各种同意书及通知书。

（6）各种辅助检查报告单（包括电生理报告、影像报告、镜检报告等，归类按时间先后顺序排）。

（7）护理记录单（包括特别护理记录单，按时间先后顺序）。

（8）住院病历首页。

（9）住院证。

（10）门（急）诊病历。

2. 出院（转院、死亡）后医疗护理文件的排列顺序

（1）住院病历首页。

（2）住院证（死亡者加死亡报告单）。

（3）入院记录。

（4）病程记录（包括首次病程记录、日常病程记录、上级医师查房记录、疑难病例讨论记录、转科记录、会诊意见、术前小结、麻醉术前访视记录、麻醉记录、手术记录、手术清点记录、术后记录等，所有记录单均按病程记录顺序排列）。

（5）各种同意书及通知书。

（6）各种检查报告单（包括电生理报告、影像报告、镜检报告等，归类按时间先后顺序排列）。

（7）护理记录单（包括特别护理记录单，按时间先后顺序排列）。

（8）医嘱单（按时间先后顺序）。

（9）体温单（按时间先后顺序）。

门急诊病历交还患者保管。

3. 转科后医疗护理文件的排列顺序

转出科的转出记录、入院病历、入院记录，排于转入科的上述各项记录之后。其他各项，按前述住院期间文件的顺序进行排列。

（沈博）

第五节　电子病历

传统的书写病历、纸质版的表格式病历作为病历资料库，其信息采集、传递储存和管理利用都存在着许多不便之处。有了信息处理和智能化服务功能的计算机信息系统技术，医院可以创建电子病历系统，从而提高医疗效率和管理效能。以电子病历为核心的医院信息化建设是公立医院改革的重要内容之一。

一、电子病历的概念

电子病历是指医务人员在医疗活动过程中，使用医疗机构信息系统生成的文字、符号、图表、图形、数据、影像等数字化信息，并能实现存储、管理、传输和重现的医疗记录，是病历的一种记录形式。使用文字处理软件编辑、打印的病历文档，不属于电子病历。

二、电子病历基本要求

（一）电子病历录入的原则

电子病历录入应当遵循客观、真实、准确、及时、完整的原则。

（二）电子病历的要求

使用中文和医学术语，要求表述准确，语句通顺，标点正确。通用的外文缩写和无正式中文译名的症状、体征、疾病名称等可以使用外文。记录日期应当使用阿拉伯数字，记录时间应当采用 24 h 制。

（三）电子病历的种类

电子病历包括门（急）诊电子病历、住院电子病历及其他电子医疗记录。电子病历内容应当按照卫生部《病历书写基本规范》执行，使用卫生部统一制定的项目名称、格式和内容，不得擅自变更。

（四）电子病历的功能

（1）为操作人员提供专有的身份标识和识别手段，并设置有相应权限；操作人员对本人身份标识的使用负责。

（2）医务人员采用身份标识登录电子病历系统完成各项记录等操作并予确认后，系统应当显示医务人员电子签名。

（3）设置医务人员审查、修改的权限和时限。实习医务人员、试用期医务人员记录的病历，应当经过在本医疗机构合法执业的医务人员审阅、修改并予电子签名确认。医务人员修改时，电子病历系统应当进行身份识别、保存历次修改痕迹、标记准确的修改时间和修改人信息。

（4）为患者建立个人信息数据库（包括姓名、性别、出生日期、民族、婚姻状况、职业、工作单位、住址、有效身份证件号码、社会保障号码或医疗保险号码、联系电话等），授予唯一标识号码并确保与患者的医疗记录相对应。

（5）具有严格的复制管理功能。同一患者的相同信息可以复制，复制内容必须校对，不同患者的信息不得复制。

（6）满足国家信息安全等级保护制度与标准。严禁篡改、伪造、隐匿、抢夺、窃取和毁坏电子病历。

（7）为病历质量监控、医疗卫生服务信息以及数据统计分析和医疗保险费用审核提供技术支持，包括医疗费用分类查询、手术分级管理、临床路径管理、单病种质量控制、平均住院日、术前平均住院日、床位使用率、合理用药监控、药物占总收入比例等医疗质量管理与控制指标的统计，利用系统优势建立医疗质量考核体系，提高工作效率，保证医疗质量，规范诊疗行为，提高医院管理水平。

（五）实施电子病历基本条件

（1）具有专门的管理部门和人员，负责电子病历系统的建设、运行和维护。

（2）具备电子病历系统运行和维护的信息技术、设备和设施，确保电子病历系统的安全、稳定运行。

（3）建立、健全电子病历使用的相关制度和规程，包括人员操作、系统维护和变更的管理规程，出现系统故障时的应急预案等。

（4）医疗机构电子病历系统运行应当符合以下要求：

① 具备保障电子病历数据安全的制度和措施，有数据备份机制，有条件的医疗机构应当建立信息系统灾备体系。应当能够落实系统出现故障时的应急预案，确保电子病历业务的连续性。

② 对操作人员的权限实行分级管理，保护患者的隐私。

③ 具备对电子病历创建、编辑、归档等操作的追溯能力。

④ 电子病历使用的术语、编码、模板和标准数据应当符合有关规范要求。

（六）电子病历的管理

（1）医疗机构应当成立电子病历管理部门并配备专职人员，具体负责本机构门（急）诊电子病历和住院电子病历的收集、保存、调阅、复制等管理工作。

（2）医疗机构电子病历系统应当保证医务人员查阅病历的需要，能够及时提供并完整呈现该患者的电子病历资料。

（3）患者诊疗活动过程中产生的非文字资料（CT、磁共振、超声等医学影像信息，心电图，录音，录像等）应当纳入电子病历系统管理，应确保随时调阅、内容完整。

（4）门诊电子病历中的门（急）诊病历记录以接诊医师录入确认即为归档，归档后不得修改。

（5）住院电子病历随患者出院经上级医师于患者出院审核确认后归档，归档后由电子病历管理部门统一管理。

（6）对目前还不能电子化的植入材料条形码、知情同意书等医疗信息资料，可以采取措施使之信息数字化后纳入电子病历并留存原件。

（7）归档后的电子病历采用电子数据方式保存，必要时可打印纸质版本，打印的电子病历纸质版本应当统一规格、字体、格式等。

（8）电子病历数据应当保存备份，并定期对备份数据进行恢复试验，确保电子病历数据能够及时恢复。当电子病历系统更新、升级时，应当确保原有数据的继承与使用。

（9）医疗机构应当建立电子病历信息安全保密制度，设定医务人员和有关医院管理人员调阅、复制、打印电子病历的相应权限，建立电子病历使用日志，记录使用人员、操作时间和内容。未经授权，任何单位和个人不得擅自调阅、复制电子病历。

（10）医疗机构应当受理下列人员或机构复印或者复制电子病历资料的申请：

① 患者本人或其代理人。

② 死亡患者近亲属或其代理人。

③ 为患者支付费用的基本医疗保障管理和经办机构。

④ 患者授权委托的保险机构。

（11）医疗机构应当指定专门机构和人员负责受理复印或者复制电子病历资料的申请，并留存申请人有效身份证明复印件及其法定证明材料、保险合同等复印件。受理申请时，应当要求申请人按照以下要求提供材料：

① 申请人为患者本人的，应当提供本人有效身份证明。

② 申请人为患者代理人的，应当提供患者及其代理人的有效身份证明、申请人与患者代理关系的法定证明材料。

③ 申请人为死亡患者近亲属的，应当提供患者死亡证明及其近亲属的有效身份证明、申请人是死亡患者近亲属的法定证明材料。

④ 申请人为死亡患者近亲属代理人的，应当提供患者死亡证明、死亡患者近亲属及其代理人的有效身份证明，死亡患者与其近亲属关系的法定证明材料，申请人与死亡患者近亲属代理关系的法定证明材料。

⑤ 申请人为基本医疗保障管理和经办机构的，应当按照相应基本医疗保障制度有关规定执行。

⑥ 申请人为保险机构的，应当提供保险合同复印件，承办人员的有效身份证明，患者本人或者其代理人同意的法定证明材料；患者死亡的，应当提供保险合同复印件、承办人员的有效身份证明、死亡患者近亲属或者其代理人同意的法定证明材料。合同或者法律另有规定的除外。

（12）公安、司法机关因办理案（事）件，需要收集、调取电子病历资料的，医疗机构应当在公安、司法机关出具法定证明及执行公务人员的有效身份证明后如实提供。

（13）医疗机构可以为申请人复印或者复制电子病历资料的范围按照卫生部《医疗机构病历管理规定》执行。

（14）医疗机构受理复印或者复制电子病历资料申请后，应当在医务人员按规定时限完成病历后方予提供。

（15）复印或者复制的病历资料经申请人核对无误后，医疗机构应当在电子病历纸质版本上加盖证明印记，或提供已锁定不可更改的病历电子版。

（16）发生医疗事故争议时，应当在医患双方在场的情况下锁定电子病历并制作完全相同的纸质版本供封存，封存的纸质病历资料由医疗机构保管。

【思考题】

一、名词解释

1. 长期医嘱
2. 临时医嘱

二、单选题

1. 下列属于临时医嘱的是（   ）。
   A. 病危
   B. 转科
   C. 一级护理
   D. 半流质饮食
   E. 氧气吸入

2. 医疗及护理文件书写中不符合要求的是（   ）。
   A. 记录及时、准确
   B. 眉栏、页码填写完整
   C. 可随意涂改
   D. 记录内容应简要
   E. 要求用钢笔书写

3. 关于医嘱种类叙述中不正确的是（   ）。
   A. 长期医嘱由医生注明停止时间方为失效
   B. 临时医嘱有效时间在 12 h 以内
   C. 长期医嘱有效时间在 24 h 以上
   D. 长期备用医嘱需写明间隔时间
   E. 临时备用医嘱自医生开出医嘱起 12 h 内有效

4. 下列执行口头医嘱不妥的是（   ）。
   A. 一般情况下不执行
   B. 抢救或手术过程中可执行
   C. 抢救药物经认真核对后再用
   D. 医生应及时据实补写医嘱
   E. 医生复述 2 遍，护士方可执行

5. 临时医嘱于（   ）。
   A. 医嘱开出后 12 h 失效
   B. 医嘱开出内 12 h 失效
   C. 医嘱开出后 24 h 失效
   D. 医嘱开出内 24 h 失效
   E. 医嘱开出后时间不限

6. 临时备用医嘱的有效时间（   ）。
   A. 6 h 以内
   B. 12 h 以内
   C. 24 h 以内
   D. 48 h 以内
   E. 医生注明停止时间

三、问答题

患者女，20 岁，因两天前淋雨受凉后高热，最高达 40 ℃，服用退烧药后出汗多，体温下降，但不久又烧，并有咳嗽，痰不多，白色黏液，咳时伴胸痛，急诊收入院。查体：体温 39.5 ℃，脉搏 96 次/min，呼吸 21 次/min，血压 120/80 mmHg，两肺底可闻及干湿啰音，心（－）腹（－）。医嘱：急查血常规，胸部 X 片，青霉素皮试，青霉素 400 万 U 静脉点滴 bid。

请问：（1）上述医嘱各属于哪一类？

（2）各类医嘱有何特点？

（沈博）

附 录

附录 A 体温单

表 A.1 体温单

姓名_____ 男女 年龄_____ 入院日期_____ 诊断_____ 科别_____ 床号_____ 住院号_____

日 期									
住院日数									
手术日数									

时间		上午	下午	上午	下午	上午	下午	上午	下午	上午	下午	上午	下午	上午	下午
		4 8 12	4 8 12	4 8 12	4 8 12	4 8 12	4 8 12	4 8 12	4 8 12	4 8 12	4 8 12	4 8 12	4 8 12	4 8 12	4 8 12

脉搏次/分	体温°C						
180	41°						
160	40°						
140	39°						
120	38°						
100	37°						
80	36°						
60	35°						
40							

呼吸（次/分）							
大便次数							
液体入量(mL)							
液体出量(mL)							
尿量（mL）							
血压（mmHg）							
体重（kg）							
引流量（mL）							

第 周

附录 B 医嘱单

表 B.1 长期医嘱单

姓名 _____ 科别 _____ 病区 _____ 床号 _____ 住院号 _____

起始		医　嘱	医生签字	护士签字	停止		医生签字	护士签字
日期	时间				日期	时间		

表 B.2 长期医嘱单示例

姓名 __刘××__   科别 __普外科__   病室 __4__   床号 __29__   病历号 __232687__

起 始				停 止		
年月日时分	医嘱内容	医师签名	护士签名	年月日时分	医师签名	护士签名
2010-03-02, 08：10	普外科护理常规	张××	李××			
"	二级护理	"	"			
"	普通饮食	"	"			
2010-03-02, 08：10	测血压 bid	张××	李××			
	术后医嘱					
2010-03-05, 11：10	全麻术后护理常规	赵×	王××			
"	一级护理	"	"			
"	禁饮食	"	"	03-09, 08：00	赵×	钱××
"	持续胃肠减压	"	"	03-08, 08：00	赵×	钱××
"	持续导尿	"	"	"	"	"
"	持续左膈下引流	"	"	"	"	"
"	氨苄西林舒巴坦 3.0 g iv bid	"	"	"	"	"
"	10%葡萄糖 1 000 mL iv drip qd	"	"	"	"	"
"	100%氯化押 20mi iv drip qd	"	"	"	"	"
2010-03-05, 11：10	胰岛素 32　单位 iv drip qd	赵×	王××	03-08, 05：00	赵×	钱××
2010-03-09, 08：10	重整医嘱	李×	钱××			
2010-03-05, 11：10	全麻术后护理常规	李×	王××			
2010-03-05, 11：10	一级护理	"	"			
2010-03-09, 08：10	半流质饮食	李×	钱××			
2010-03-13, 08：10	10%葡萄糖 500 mL iv drip qd	赵×	钱××			
2010-03-13, 08：10	胰岛素 24　单位 iv drip qd	赵×	钱××			
		李×	钱××			

第 __1__ 页

表 B.3 临时医嘱单

姓名_____ 科别_____ 病区_____ 床号_____ 住院号_____

日 期	时 间	临时医嘱	医生签字	执行时间		护士签字
				日 期	时 间	

表 B.4 临时医嘱单示例

姓名　李××　　科别　骨外科　　病室　6　　床号　12　　病历号　456789

年月日时分	医嘱	医师签名	执行时间	执行者签名
2010-03-10，14：00	血、尿、粪常规	周××	15：00	李××
"	出凝血时间	"	"	"
"	血型	"	"	"
"	病毒项目（肝炎六项、HIV 抗体）	"	"	"
"	心电图	"	"	"
"	胸部正位片	周××	15：00	李××
2010-03-13，08：00	定于今天 11 点在硬膜外麻醉下行右踝骨折切开复位内固定术	王××	11：00	王××
"	备皮	"	10：10	吴××
"	青霉素皮试（＋）	"	10：00	吴××
"	普鲁卡因皮试（－）	"	10：00	吴××
"	阿托品 0.5 mg　术前 30 min im	"	10：30	吴××
"	鲁米那 0.1g　术前 30 min in	"	10：30	吴××
"	中午禁饮食	王××	10：00	王××
2010-03-13：17：00	布桂嗪 100 mg im　取消赵××	赵××		
"	5%葡萄糖氯化钠　250 mL iv drip	王××	17：10	韩××
"	奈替米星（洛吉）0.2 g iv drip	"	17：10	韩××
"	10%葡萄糖　500 mL iv drip	王××	19：30	韩××
2010-03-15，09：10	今日出院	王××	10：30	吴××

参考文献

[1] 李小寒，尚少梅．基础护理学[M]．5 版．北京：人民卫生出版社，2012．

[2] 姜安丽．新编护理学基础[M]．2 版．北京：人民卫生出版社，2012

[3] 赵小玉，景钦华，付云霞．基础护理学[M]．南京：江苏科学技术出版社，2013．

[4] 李小萍．基础护理学[M]．北京：人民卫生出版社，2006．

[5] 万学红，卢雪峰．诊断学[M]．8 版．北京：人民卫生出版社，2013．

[6] 徐新娟，杨大明．诊断学[M]．北京：科学出版社，2008．

[7] 陈小菊．护理学基础实训教程[M]．上海：同济大学出版社，2010．

[8] 李晓松．护理学基础[M]．2 版．北京：人民卫生出版社，2010．

[9] 熊爱姣．基础护理技术[M]．郑州：河南科技出版社，2008．

[10] 肖顺贞．护理药理学[M]．北京：北京大学医学出版社，2008．

[11] 马玉萍．基础护理学[M]．北京：人民卫生出版社，2009．

[12] 徐小兰．护理学基础[M]．2 版．北京：高等教育出版社，2010．

[13] 陈沅江．职业卫生与防护[M]．北京：机械工业出版社，2009．

[14] 周春美．护理学基础[M]．2 版．上海：科学技术出版社，2010．

[15] 何凤云．护理基础技术[M]．北京：人民卫生出版社，2010．

[16] 吴姣鱼．护理学基础[M]．北京：科学出版社，2010．

[17] 杨径．职业危害的个人防护[M]．北京：中国环境科学出版社，2010．

[18] 钱晓路．护理学基础[M]．上海：复旦大学出版社，2011．

[19] 杨瑞贞．护理学基础[M]．北京：人民军医版社，2011．

[20] 古海荣．护理职业防护[M]．郑州：郑州大学出版社，2011．

[21] 刘美萍．护理学基础[M]．北京：科学卫生出版社，2011．

[22] 钱晓路，桑未心．临床护理技术操作规程[M]．北京：人民卫生出版社，2011．

[23] 张波，桂莉．急危重症护理学[M]．3 版．北京：人民卫生出版社，2012．

[24] 赵小玉．急救护理学[M]．北京：中国协和医科大学出版社，2012．

[25] 唐四元．生理学[M]．3 版．北京：人民卫生出版社，2012．

[26] 闫潇，赵红，侯英茹，等．PICC 置管的护理技术及应用[J]．齐鲁护理杂志，2009，15（6）：63-64．

[27] 程玉华，郭慧玲，王淑敏．PICC 导管的临床应用和护理[J]．吉林医学，2009，30（14）：1445-1446．

[28] 张新红．小包装无菌物品在临床工作中的应用与观察[J]．中华医院感染学杂志，2008,18(8):1125．

[29] 钟爱玲．手术室骨科手术器械及物品的管理[J]．护理学杂志，2008，23(2)：20-21．

[30] Lippincott Williams & Wilkins. Fundamentals of Nursing [M]. Holland: Wolters Kluwer Health, 2009.

[31] 2010 American Heart Association Guidelines for Cardiopulmonary Resuscitation and Emergency Cardiovascular Care[J]. Circulation，2010,122:641-940.

[32] 蒋艳丽. 一种留取痰标本的新方法[J]. 齐鲁护理杂志，2010,16(1):36.

[33] 张静雯. 膳食纤维的功能及在食品中的应用[J]. 2011，(4):17-18，37.

[34] 胡玲. 5%碳酸氢钠在回肠代膀胱术后膀胱冲洗中的应用[J]. 齐鲁护理杂志，2011，17（2）：123-124.

[35] 侯海燕. 鼻饲管留置方法及护理常规[J]. 中外医疗，2012，31（6）：167-167.

[36] 韩萍，等. 儿内科护理记录电子版的构建与应用研究[J]. 上海护理，2012，12(6)：15-16.

[37] 董利波. 护理记录书写常见问题及原因分析[J]. 齐鲁护理杂志，2012,18(26)：129-130.

[38] 卫医政发（2010）11号 卫生部关于印发《病历书写基本规范》的通知. 2010.

[39] 卫办医政发（2010）125号 卫生部办公厅关于在医疗机构推行表格式护理文书的通知. 2010.

[40] 卫生部. 临床护理实践指南. 北京：人民卫生出版社，2011.